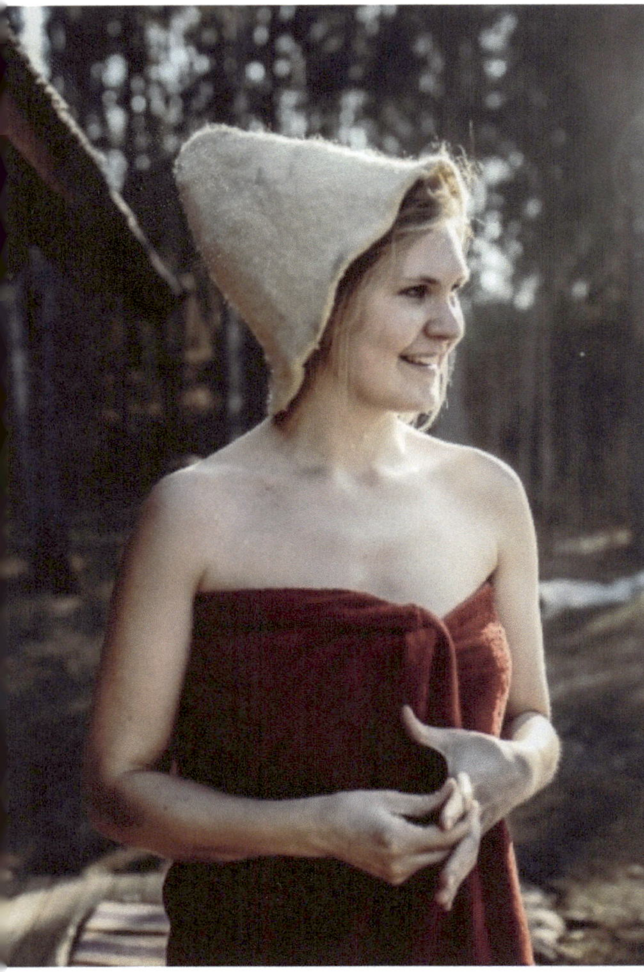

Die Große Sauna Fibel

1. Ausgabe

Die Große Sauna Fibel

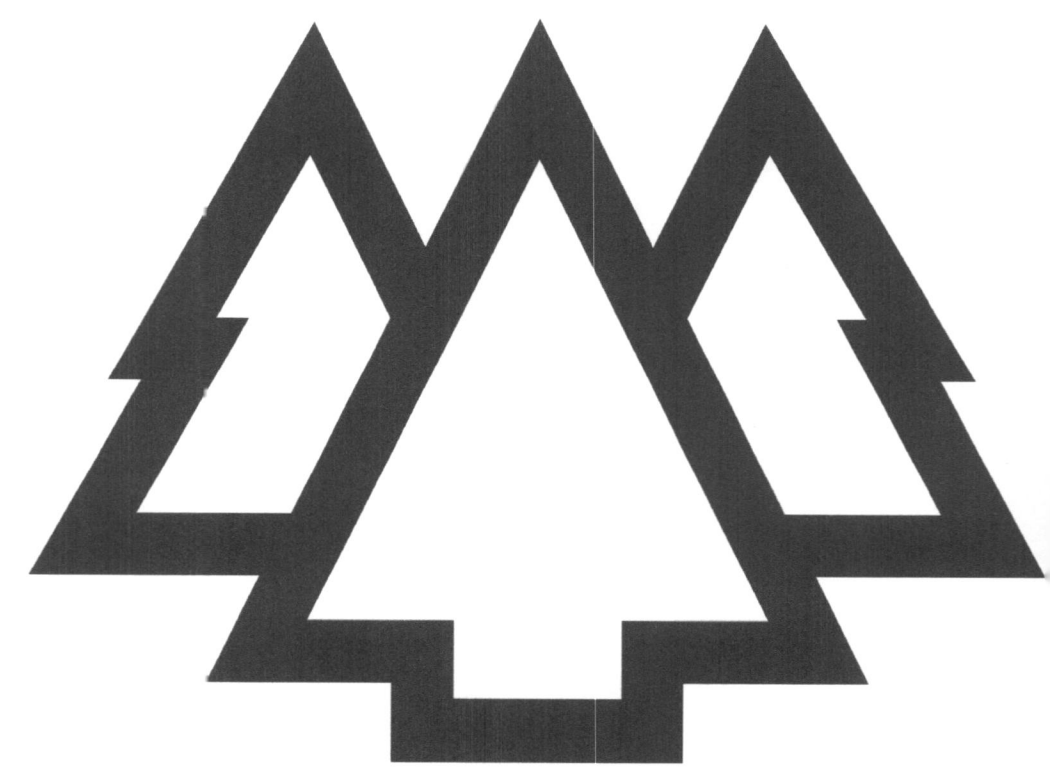

Kapitel 1 - "Vor der Sauna"

Vor dem saunieren gibt es nicht viel aber dennoch einige wichtige Punkte zu beachten! Welche dies sind erfährst du zum aufwärmen in Kapitel 1 "Vor der Sauna".

Essen vor der Sauna

Essen vor der Sauna ist das eine gute Idee? Sauna wird von manchen mit Sport gleichgesetzt! Und vor dem Sport sollte man doch etwas zu sich nehmen? Der Körper ist ja erheblicher Anstrengung ausgesetzt! Man schwitzt sehr stark und benötigt doch dafür eine Grundlage? Sollte ich für das leibliche Wohl vor der Sauna sorgen?

Essen vor der Sauna – das passiert in deinem Körper!

Wenn wir etwas Essen zerkleinern wir mit unserem Mund die Mahlzeit. Diese gelangt direkt durch unsere Speiseröhre in den Magen. Dort wird unser Essen von säurehaltigen Magensaft für den weiteren Transport aufgelöst. Über den Dünndarm gelangen die Nährstoffe des Essens in unser Blut. Davor entgiftet die Leber die aufgenommenen Nährstoffe.

Alles was im Dünndarm nicht verwertet wird gelangt in den Dickdarm. Dieser entzieht dem Essen noch Wasser und Mineralien. Der Rest wandert wieder nach einer gewissen Zeit dann aus unserem Körper raus. Wie du siehst, ist das kein Wunder, dass Extrembelastungen wie All You Can Eat Menüs so sehr müde machen ;). Denn der Körper verrichtet hier Höchstleistungen! Je mehr wir Essen und je mehr wir schwere Kost zu uns nehmen desto mehr hat der Körper zu tun! Auch unser Herz läuft neben dem Verdauungstrakt auf Hochtouren. Erstens wegen der hohen Temperaturen und anschließenden Temperaturunterschiede! Zweitens muss das Herz schon viel mehr pumpen wenn ihr davor reichhaltig gegessen habt. Denn der Verdauungstrakt arbeitet und muss mit Blut versorgt werden.

Essen vor der Sauna keine Gute Idee!

Essen vor der Sauna ist zwar keine gute Idee, dennoch solltest du auch nicht mit leeren Magen in die Sauna gehen. Schaffe eine Basis mit leichter Kost! Denn genau wie beim Sport sollte man auf leichte Kost setzen! Mit vollem Magen geht man weder Schwimmen noch joggen und schon gar nicht in die Sauna. Mit einem üppigen Mahl erweist du deinem Körper keinen gefallen.

Auch nach der Sauna sollte man nicht wahllos alles in sich rein essen. 3 Weizen und ein Schnitzel sind definitiv nicht die richtige Saunakost. Setze vor und nach der Sauna auf leicht verdauliche Snacks wie Gemüsesticks, Obst oder Eier. Auch Kräutertees tragen zur Entspannung nach der Sauna bei. Zudem sollte zwischen dem letzten Saunagang und dem Essen rund 20 Minuten vergangen sein!

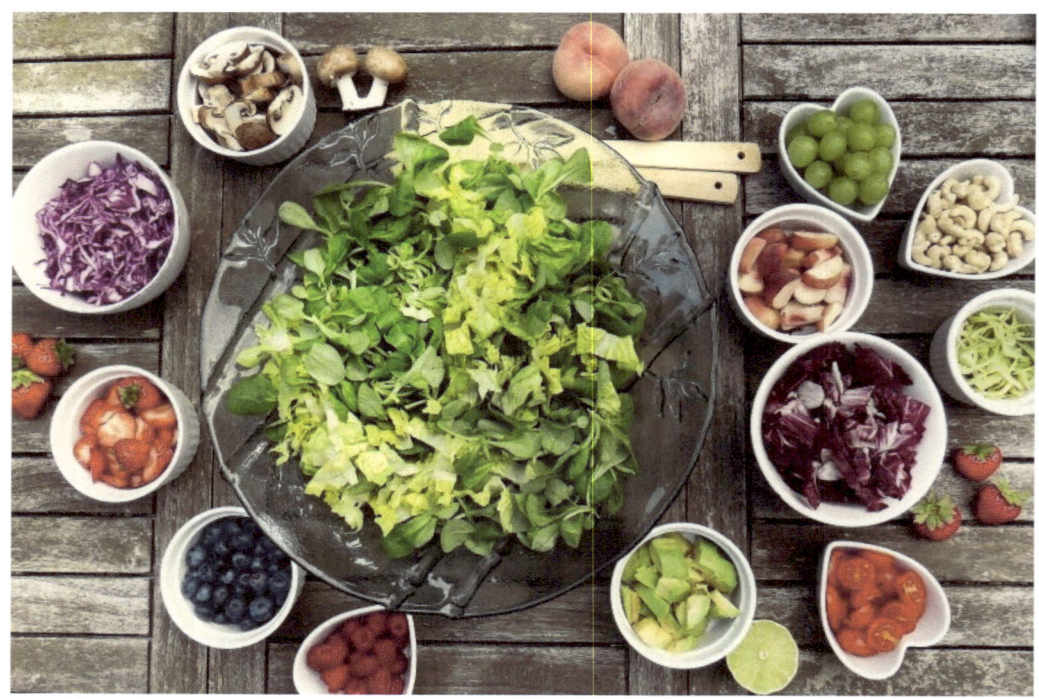

"Ein kleiner leichter Snack vor der Sauna ist natürlich erlaubt"

Statt Essen vor der Sauna ist trinken viel wichtiger!

Bei einem **durchschnittlichen Saunabesuch verlierst du rund 1,5 bis 2,0 Liter an Flüssigkeit**. Dehydriert der Körper während des Aufenthaltes in der Sauna so ist auch die Erholung nicht mehr gegeben. Du fühlst dich schlapp und gestresst.

Daher ist statt Essen vor der Sauna ausreichend trinken viel wichtiger! Konzentriert euch im allgemeinen am besten auf stilles Mineralwasser oder ungesüßten Tee. In der Regel sollte man auch nichts weiter im Leben als diese beiden Getränke zu sich nehmen. Softdrinks oder Saftschorlen haben zu viel Zucker! Trinkt allerdings nur vor und nach der Sauna und nicht während dem saunieren. Das verlangsamt den Abtransport von Stoffwechselprodukten in eurem Körper.

Sauna Bekleidungsregeln

Steht euch der erste Saunagang bevor und ihr fragt nach Sauna Bekleidungsregeln? Es ist ganz unkompliziert! Aber um absolute Gewissheit zu erlangen geben wir euch gleich zu Beginn diese Auflistung an Dingen mit die ihr für die Sauna benötigt:

Folgende Dinge sind in die Sauna mitzunehmen

- Bademantel
- Saunahut (Optional)
- Badelatschen oder Flip-Flops
- Eine Sporttasche oder Rucksack
- Mindestens zwei Handtücher (Drittes Optional)
- Duschgel, Shampoo, etc.

Hinweis: Öffentliche Saunen haben oft einen Ruhebereich und ein Restaurant. Hier bitte nicht ohne Bedeckung durch hüpfen ;). In diesen Bereichen ist Textilpflicht also Bademantel an!

Textilfreiheit in der Sauna

Textil in deutschen Saunalandschaften werdet ihr nicht viel antreffen. Jeder Mensch in der Sauna ist nackt! Daher ist es auch überhaupt kein Problem wenn ihr das auch seid. Schämen solltet ihr euch auf keinen Fall! Also worauf wartet ihr noch? Kleidung runter und rein ins Schwitzbad!

Vor der Sauna aber duschen!

Für 99 % der Saunisten gilt vor der Sauna Duschen als selbstverständlich. Doch worin liegt genau der Sinn sich vorher abzuduschen? Man schwitze doch so oder so beim ersten Aufguss.

"Vor der Sauna zu Duschen hat Hygienische als auch gesundheitliche Gründe!"

Körperhygiene gehört zum Schwitzbad absolut dazu! Genau wie du vor der Sauna duschen solltest, solltest du auch nach der Sauna duschen! Du würdest sofort negativ auffallen, wenn du ohne Duschgang direkt in die Sauna gehst! Niemand möchte einen müffelnden Schwitzpartner auf der Bank haben :).

Der zweite triftige Grund weshalb du vor dem Gang in die Sauna nochmals unter die Dusche hüpfen solltest ist folgender! Auf der Haut des Menschen befindet sich eine leichte Fettschicht. Diese ist absolut natürlich und auch wichtig für den Organismus. Jedoch ist es gut, diesen mit einem Duschgang zu entfernen. Danach schwitzt es sich einfach viel besser. Der Körper wird nach dem saunieren wieder einen neuen natürlichen Fettfilm aufbauen.

Dusche dich daher jedes Mal vor dem Gang in die Sauna. Lasse dir Zeit und genieße die Vorbereitung. Sehe es als Auftakt für dein persönliches Wellness Erlebnis! Teste auch mal Duschgele mit ätherischen Ölen aus. Düfte wie z. B. Lavendel, Zitronengras, Vanille Orange oder Rosmarin wirken vor der Sauna auf dich noch entspannender!

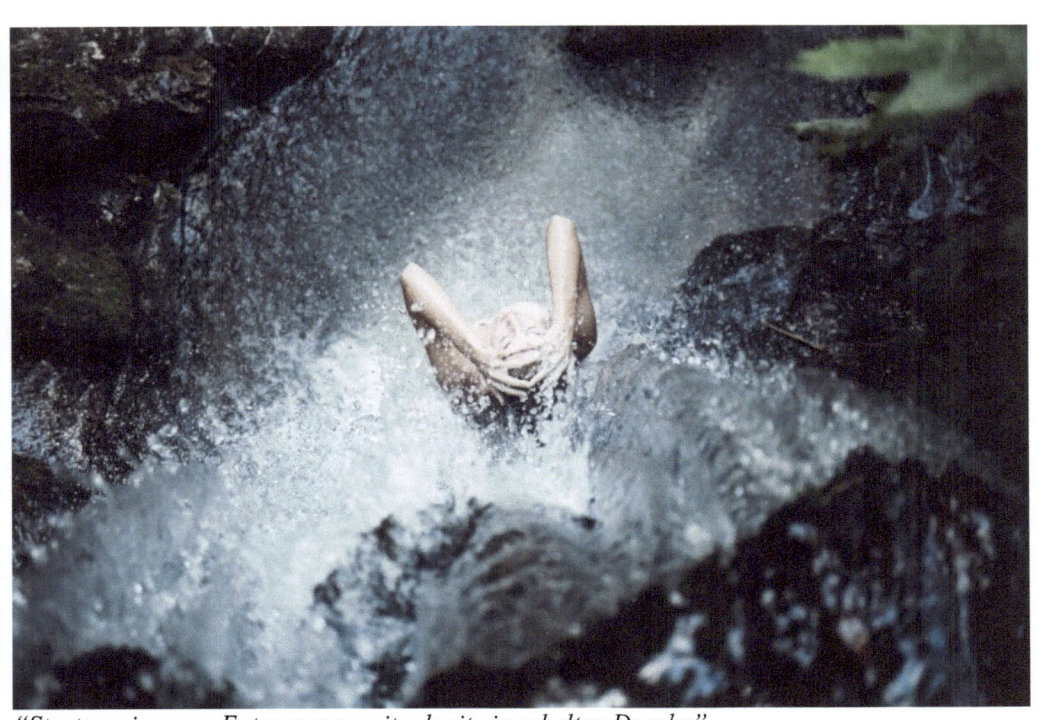

"Starten wir unser Entspannungsritual mit einer kalten Dusche"

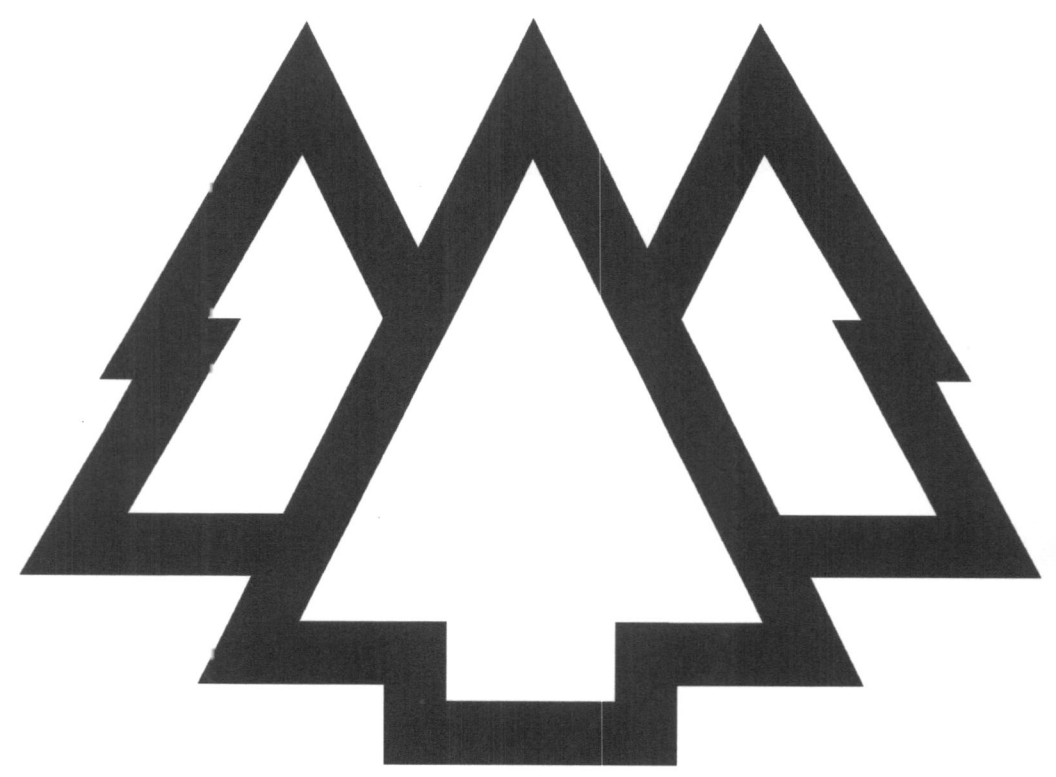

Kapitel 2 - Sauna und Gesundheit

Warum saunieren wir regelmäßig? Sauna hat eine Jahrtausende alte Tradition! Schon vor langer Zeit wussten die Menschen die wohltuenden Eigenschaften des Schwitzens. Wir nehmen dich mit und zeigen dir in diesem Kapitel die positiven Eigenschaften der Sauna und was ihr gesundheitlich beachten solltet!

Babysauna

Am Start dieses Kapitels kümmer wir uns um die kleinen :). Den auch diese können unter bestimmten Umständen in die Sauna mitkommen. Wie ihr das macht erfahrt ihr jetzt!

In der Babysauna Schwitzen Babys nämlich wie die großen! Baby Saunen bzw. spezielle Baby-Sauna-Tage werden in Deutschland immer beliebter! Doch ist eine Babysauna gesund für den kleinen Organismus? Bestehen gesundheitliche Risiken?

Ab wann darf ich mit meinem Kleinen in die Babysauna? Das wichtigste zuerst! Nach der Meinung vieler Experten und des deutschen Saunabundes zentriert sich der frühaste Beginn für die Babysauna auf 4 Monate. Es sollte aber vorher definitiv die U4-Früherkennungsuntersuchung beim Arzt durchgeführt werden. Auch empfiehlt es sich den Arzt vorab zu fragen, ob das Baby schon Sauna bereit ist! Ohne die Meinung eines Arztes sollten Eltern auf keinen Fall mit ihrem Neugeborenen in die Sauna gehen!

Vorbereitung zur Babysauna

Vorbereitend sollte man das Baby max. 2 Stunden vor dem Saunagang das letzte mal füttern! Dies hat den Grund, dass sie sich nicht in der Sauna erbrechen sollten! Ein voller Magen neigt bei körperlicher Anstrengung bei groß und klein zum Bäuerchen ;). Allerdings sollte dein Spross auch nicht völlig mit leeren Magen schwitzen! Daher in der Regel einfach 2 Stunden vorher etwas Kleines und Leichtes essen!

Ganz anders sieht es hier mit Flüssigkeiten aus. Hier ist es wichtig min. 2 Stunden vor der Babysauna nochmal Flüssigkeit aufzunehmen. Hat euer Baby ein stillendes Bedürfnis? Das ist völlig legitim! Kurzes Stillen vor der Babysauna ist angebracht. Die Ideale Zeit für saunieren mit Baby ist übrigens gegen Nachmittag. Im Anschluss kann man den Abend schön mit dem müden Nachwuchs ausklingen lassen. Packt für die Babysauna alles wichtige ein was ihr sonst auch benötigt: Wickel Equipment, Hygieneprodukte sowie Trinkflasche.

Auf geht es in die Babysauna!

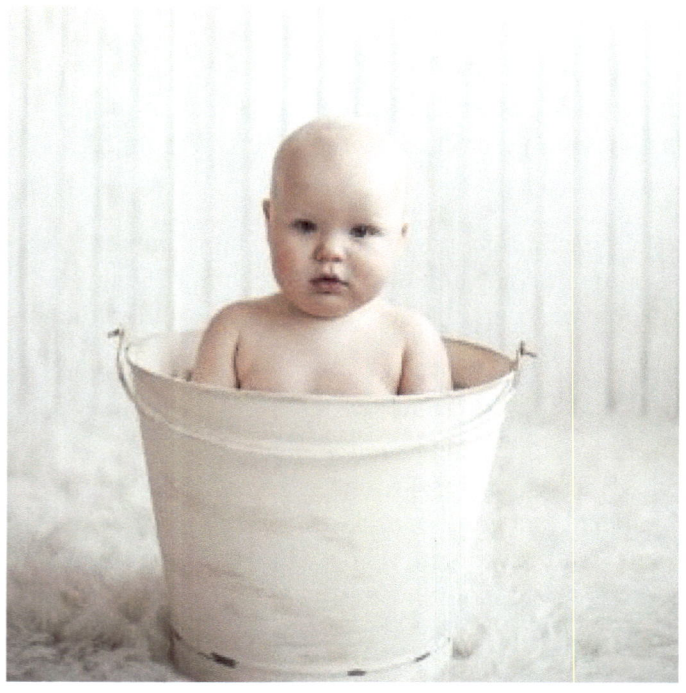

Im Grunde läuft der Saunagang für Babys im Anschluss ähnlich ab wie der eines Erwachsenen. Babys gehen mit ihren Eltern gemeinsam in die Saunahütte. <u>In der Babysauna wird aber strikt auf einen Aufguss verzichtet.</u> Auch sind Anwendungen mit ätherischen Ölen, Salz, Honig, Schokolade etc. auf keinen Fall zu empfehlen.

Die Temperaturen in der Babysauna sind niedriger und erinnern an den Norditalienischen Saunastil. Man spricht hier von max. 60 – 75 Grad an der Deckenhütte! Die optimale Luftfeuchtigkeit in der Babysauna beträgt ca. 15 %! Die mittlere Bank in der Sauna ist übrigens für den Saunieren mit Baby ideal!

Während ein Erwachsener gut und gerne 15 Minuten in der Sauna verbringt, sollten Babys mit max. 3 Minuten starten. *"trainierte Babys"* können die Zeit Stück für Stück mit ihren Eltern steigern. Länger als 6 Minuten sollte aber kein Baby in der Sauna verbringen. Auch sollten maximal nur 2 Saunagänge hintereinander eingeplant werden. Beginner Babys starten mit einem Saunagang. Dies ist für sie völlig ausreichend. Natürlich muss eine Aufsichtspflicht bei der Babysauna permanent anwesend sein.

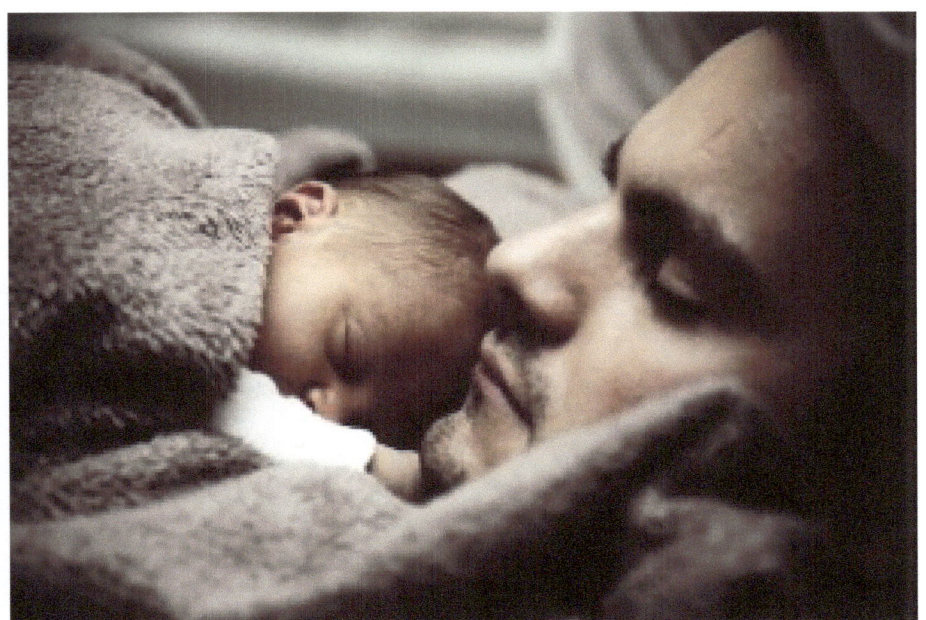

Nach der Babysauna

Nach der Babysauna ist ausruhen angesagt! Ist die Schwitz Zeit um, ist eine schonende und langsame Abkühlung für die kleinen wichtig! Zunächst nehmen Eltern ihr Baby auf den Arm und tragen es kurz an der frischen Luft auf und ab.

Mit den Handflächen kann nun lauwarmes Wasser an den Babykörper gegeben werden. Angefangen wird hier wie beim Erwachsenen immer vom Herz weg! Das heißt erst die Gliedmaßen wie Arme und Beine und dann Richtung Oberkörper. Das Wasser sollte nicht kälter als 25 Grad sein. Auf ein Tauchbad oder das Kneippen sollte bei Babys komplett verzichtet werden! Im Anschluss das kleine gut abtrocknen damit sich dieser keine Erkältung einfängt. Anschließend geht es ab in den Ruheraum oder nach Hause auf die Couch. Mümmelt euer Baby in eine Decke ein und genießt den gemeinsamen Ruhezyklus als Familie.

Fassen wir das Thema Babysauna für euch zusammen:

- Die richtige Abkühlung nach der Babysauna ist wichtig!
- Vorher ärztliche Untersuchung (U4 abwarten)
- Max. 2 Stunden vorher das letzte Essen
- Min. 2 Stunden vor der Sauna trinken
- Gestillt werden kann jederzeit
- Kein Aufguss
- Keine Zusätze wie Salz, Honig, Schokolade etc.
- Max. 75 Grad an der Deckenhütte der Sauna
- 15 % Luftfeuchtigkeit ist optimal

- Mittlere Bank zum saunieren mit Baby nutzen
- Starten mit 3 Minuten
- Maximal 6 Minuten
- Zeit mit den nächsten Saunabesuchen langsam erhöhen
- Anfangs reicht 1 Saunagang
- Steigere mit maximal einen weiteren
- Aufsicht muss permanent gegeben sein
- Anschließend gut abtrocknen
- Gemeinsam die Ruhe nach der Sauna genießen!

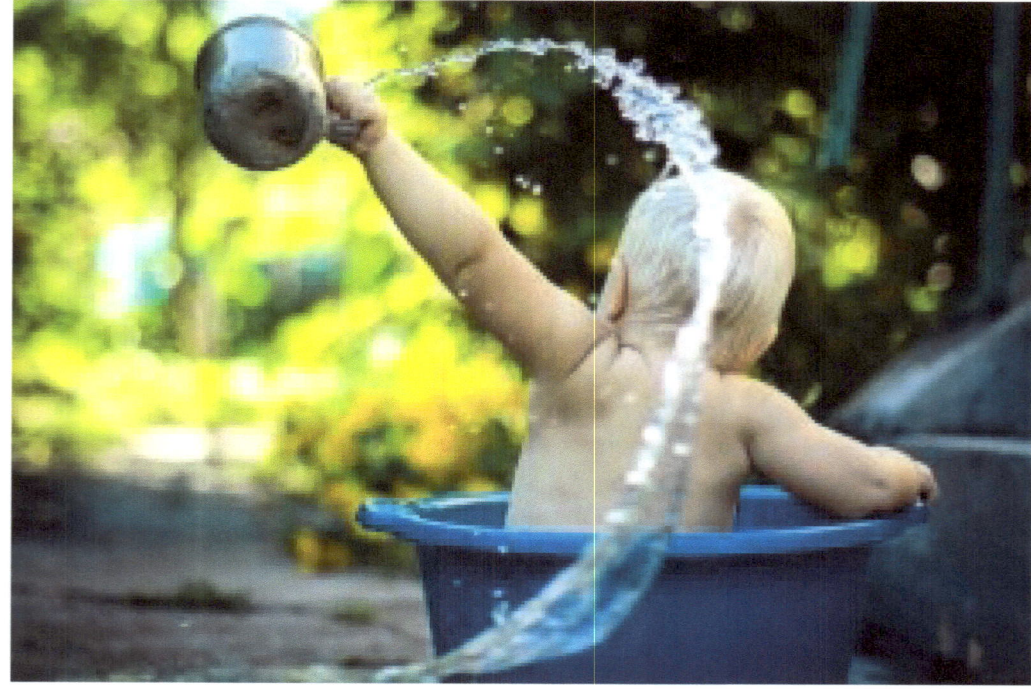

Noch ein Tipp: Erkundigt euch am besten bei eurer Sauna vor Ort über spezielle Babysauna Kurse! Hier werden Elterngruppen organisiert die von geschulten Personal sauniert werden. Manche Betreiber verlangen U4 Nachweis des Arztes (das gelbe Heft) damit das Baby mitgenommen werden darf. Dies hat wohl rechtliche Absicherungsgründe des Betreibers!

Welche gesundheitlichen Vorteile hat die Babysauna

Euer Baby kommt schon früh mit "extremeren" Temperaturschwankungen in Kontakt. Das stärkt das Immunsystem enorm! Erkältungserkrankungen, Asthma und Allergien können vorbeugend behandelt werden. Auch wird das komplette Herz Kreislaufsystem eures Säuglings trainiert. Babys sind nach der Sauna ruhiger und schlafen besser durch.

Gibt es auch kritische Stimmen zur Babysauna?

Ja die gibt es natürlich und die wollen wir euch auch nicht vorenthalten. Manche Ärzte kritisieren die zu hohe Belastung während des Saunaganges. Babys könnten die hohen Temperaturen nicht verkraften. Die Hitze in der Sauna sollen Babys schlechter als Erwachsene ausgleichen können!

Babys haben eine viel dünnere Haut mit dickerer Fettschicht zur Wärmeisolation. Das hat den Grund, dass frisch geborene Lebewesen dem Kältetod gewappnet sein müssen. Durch die dünnere Haut könnten Babys sensibler auf Wärme in der Babysauna reagieren.

Auch die Schweißdrüsen sind noch nicht 100 % wie bei einem Erwachsenen ausgebildet. Die Funktionsfähigkeit kann daher noch nicht vollständig gegeben sein. Auch die Ausbildung des Nervensystems ist bei Kleinkindern auch noch nicht so weit wie bei Erwachsenen. Die Thermoregulation des Körpers könnte noch nicht vollständig entwickelt sein.

Allerdings sei hier gesagt, dass während das Saunaschwitzen die innere Körpertemperatur nur um 1–2 Grad steigt. Das gilt für Babysaunen wie auch für Erwachsenensaunen. Erst ab über 40 Grad wird es gefährlich für den Körper. Eine Steigerung von 1 bis 2 Grad gilt als normal in der Sauna.

Größere Gefahren gehen wohl eher von Unachtsamkeit aus! Hier können schnell Verbrennungsverletzungen entstehen. Z. B. wenn das Kind an den heißen Ofen fasst. Ist es in der Sauna nicht hygienisch so können die kleinen wie auch die großen sich mit einem Infekt anstecken! Die meisten Saunalandschaften in Deutschland achten aber penibel auf Hygiene! Wer sich nicht 100 % sicher ist, kann auch über eine Heimsauna nachdenken.

Babysauna Fazit

Unserer persönlichen Meinung überwiegen die Vorteile der Babysauna klar den Nachteilen. Babys werden heutzutage viel zu sehr in Watte gepackt! Natürlich sollten Eltern vor realen Gefahren immer auf der Hut sein aber ist die Babysauna eine davon? Wir glauben nicht! Ein gesunder (und obwohl sehr junger) Organismus sollte das Schwitzbad aushalten können.

Natürlich ist das Baby Saunieren nur für Babys gestattet die vorher eine ärztliche Untersuchung dafür absolviert haben. Auch sollte damit sehr langsam mit der Babysauna begonnen werden. Am besten in speziellen Kursen in die Babysauna wo ein Fachpersonal der Sauna anwesend ist und wertvolle Tipps geben kann!

Mit Krampfadern in die Sauna

Kann ich unbedenklich mit Krampfadern in die Sauna? Krampfadern in der Sauna kann das gut gehen? Von Venenleiden sind in Deutschland Millionen an Menschen betroffen. Krampfadern sind zu einer regelrechten Volkskrankheit geworden! Vor dieser muss sich wirklich niemand schämen! Ist ein Saunaaufguss für Krampfaderpatienten gesund, oder sollte man in diesem Falle lieber vor der Sauna bleiben?

Krampfadern und Sauna!

Bevor wir uns dem Thema mit Krampfadern in die Sauna gehen widmen, befassen wir uns kurz mit dem Hintergrund! Zunächst müssen wir definieren, was Krampfadern sind und woher diese kommen! Krampfadern sind angeboren! Weder durch langes sitzen oder durch größere Belastungen können Krampfadern entstehen. Schon gar nicht werden Sie durch Wärme vermehrt an die Hautoberfläche kommen.

Krampfadern tauchen durch die Venenwand- bzw. durch angeborene Bindegewebsschwäche auf. Wer denkt, *Krampfadern* seien nur optisch nicht schön anzusehen der täuscht sich! *Krampfadern* sind auch im erweiterten Krankheitsverlauf gesundheitsgefährlich. Obwohl das Risiko einer Thrombose oder Lungenembolie gering ist, darf dies nicht vernachlässigt werden!

Wirkt sich saunieren sogar positiv auf Krampfadern aus?

Die Temperatur in der Sauna machen euren Krampfadern eher wenig aus! Die Venen dehnen sich bei Hitze zwar aus aber durch die anschließende Abkühlung ziehen sie sich auch wieder zusammen! Also keine Gefahr da die Temperaturwechselwirkung nur kurzzeitig erfolgt! Selbst ein heißes Bad oder der Sommerurlaub ist für Krampfader Betroffene ja auch nicht völlig tabu!

Ein wissenschaftlicher Beweis das die Sauna gut für Krampfadern ist, gibt es allerdings auch nicht. Wir können festhalten, dass die Sauna zumindest wissenschaftlich einen neutralen Effekt auf Venen hat.
Hingegen gelten Kneipp Gänge, in das eiskalten Wasser, als gut für das Venensystem. Anwendungen mit Wärme und Kälte üben starke Reize auf die Venen aus! Da liegt es zumindest nach menschlichen Verstand nahe das diese dadurch trainiert werden. Halten wir fest, dass wenn der Arzt einen Saunagang mit Krampfadern erlaubt auch nichts dagegen sprechen sollte!

Wodurch entstehen Krampfadern?

Im Gegensatz zur Sauna fördern z. B. hochhackige Schuhe die Entstehung von Krampfadern! Wer den ganzen Tag mit hohen Absätzen läuft, fördert die Entstehung von angeborenen Venenleiden. Läuft der Mensch Barfuß oder mit einer flachen Sohle so kann sich der Fuß vom Boden komplett abrollen! Mit High Heels gewöhnt man sich einen unnatürlichen Gang an. Dabei tritt die Ferse gleichzeitig mit der Fußspitze auf den Boden auf. Ein weiterer Förderer von Krampfadern ist das lange Sitzen. In Kombination mit High Heels im Büro natürlich besonders schlimm!

Tipps gegen Krampfadern abseits der Sauna

Natürlich kann in der Sauna die ein oder andere Übung, wie das Fußgelenk kreisen, mit eingebunden werden. Diese Übungen sollten bei Krampfader betroffenen in den Alltag mit integriert werden. Dadurch zögert man gesundheitliche Spätfolgen raus und hat länger gesunde Venensystem.

Einige tägliche 5 Minuten Übungen gegen Krampfadern:

- Fuß kreiseln
- Luftfahrrad fahren
- Zehen Gymnastik
- Waden schütteln
- Auf den Fußspitzen laufen
- Ballen bewusst abrollen

Weitere Tipps bei Krampfadern:

- Flache Schuhe tragen
- Weite Kleidung tragen
- Unbedingt Übergewicht vermeiden

Krampfadern Fazit

Krampfadern und Sauna passt gut zusammen! Solange man sich fit fühlt und der Arzt kein Veto einlegt, kann jeder beruhigt auch mit Krampfadern in die Sauna gehen! Niemand sollte sich auch wegen der Optik etwas von seinem Venenleiden verbieten lassen. Krampfadern sind natürlich und angeboren!

Kann ich mit Kontaktlinsen in die Sauna gehen?

Kontaktlinsen und Sauna geht das gut? Wer ein paar Dioptrien auf dem Buckel hat der weiß eine Sehhilfe zu schätzen! Doch eine Brille in der Sauna zu tragen wird oft als störend empfunden. <u>Ständig beschlägt diese und die metallischen Bügel werden heiß</u>. Zudem kann eine Brille beim saunieren sogar kaputtgehen! Um diesen teuren Saunagang zu vermeiden, greifen viele zu Kontaktlinsen in der Sauna! Ob dies eine gute Idee ist, erfährst du jetzt!

Vorteile von Kontaktlinsen in der Sauna

Etwa die Hälfte aller Deutschen greift auf eine Sehhilfe zurück! Davon schwören rund 5 % der betroffenen zeitweise oder sogar ausschließlich auf Kontaktlinsen! Sie sind ja auch sehr praktisch in vielen Lebenslagen. Schließlich beschlagen Kontaktlinsen beim Saunagang nicht.

Das störende Drahtgestell sitzt nicht auf der Nase. Zudem wird die Brille auch nicht in der Brillenablage vergessen. Dies kann schon einmal vorkommen. Doch wo es Vorteile gibt, sind auch gefährliche Nachteile nicht weit! Daher lest bitte den kompletten Absatz dieses Kapitels durch!

Kontaktlinsen oder Brille?

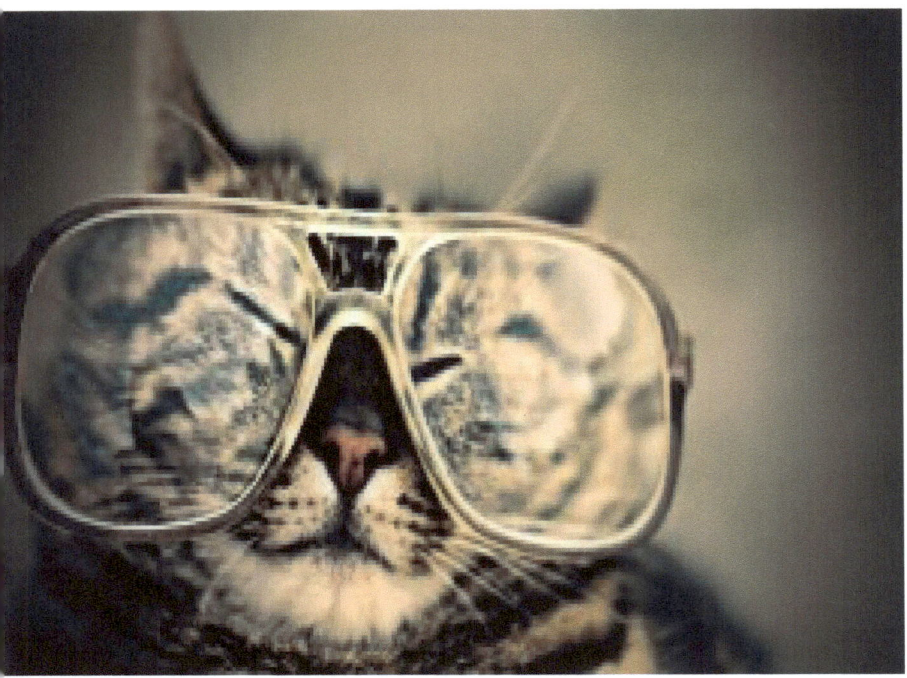

Doch bei manchen Anwendungen ist Vorsicht geboten! Das Thema kann gar nicht oft genug besprochen werden. Die gesundheitlichen Gefahren sind zwar gering jedoch niemals zu unterschätzen!

Vielleicht hast du schon einmal etwas über Amöben gehört? Amöben sind Einzeller, die seit Jahrmillionen unsere Erde bewohnen. Die kleinen optisch nicht sichtbaren Tierchen leben vorwiegend im Wasser. Durch Duschvorgänge, dem abkühlen im Schwimmteich oder wo auch immer ihr mit Wasser in Berührung kommt, seid ihr mit diesen in Kontakt. Die Amöben nutzen Verletzungen in der Hornhaut bzw. können sich in die Hornhaut fressen.

Die Kontaktlinse ist ein Biotop für diese kleinen Tierchen! Besonders schlimm ist es, wenn Kontaktlinsen unzureichend oder mit falschen Pflegemitteln gereinigt werden. Teilweise sind diese Amöben gar nicht vollständig mit dem Pflegemittel abzutöten. Wenn ihr euch der Gefahren bewusst seid und Kontaktlinsen tragt dann bitte nur Tageslinsen!

Sobald ihr aus dem Wasser kommt, sofort wegwerfen und dann heißt es wieder: Brille auf! Das minimiert das Risiko einer Infektion enorm. Natürlich ist dies auch bei Tageslinsen nicht zu 100 % auszuschließen!
Doch wie sieht der weitere Verlauf einer Infektion im schlimmsten Fall aus? Ein Parasitärer Befall beginnt sich im Auge zu entwickeln!

Folgen können verheerend sein! Sogar von kompletten Erblindungen wird gesprochen. Statistisch sind Amöben "nur" für rund 200 Hornhautentzündungen im Jahr verantwortlich! Das Glück solltet ihr dennoch nicht herausfordern.

Das Kontaktlinsen + Sauna Fazit

Kontaktlinsen + Sauna? Das Risiko ist nicht wegzudiskutieren! Wozu solltet ihr ein Adlerblick in der nebligen Dampfkabine benötigen? Eben also lieber eine alte ausgediente Brille mitnehmen! Fühlt ihr euch trotz Dioptrien sicher in der Sauna, dann einfach die Brillenablage vor der Kabine nutzen!

Mit Brille in die Sauna gehen

Nehme ich in die Sauna Brille mit oder setze ich lieber Kontaktlinsen ein? Das die Auswahl der Kontaktlinse in der Sauna durchaus gesundheitliche Risiken birgt haben wir ja gerade eben auf den letzten Seiten erfahren! Doch die Brille ist Sehhilfe und manchmal nerviges Drahtgestell zugleich!

Brille immer in die Brillenablage!

Wenn ihr sauniert dann bitte ohne Brille. Warum dies so wichtig ist? Wir geben euch einige Punkte:

Brillenglas beschlägt in der Sauna

Bei Temperaturschwankungen beschlägt das Brillenglas. Da man sich in einer Sauna regelmäßigen Schwankungen aussetzt, sieht man mit Brille zeitweise wohl mehr Nebel als klare Sicht. Bei jedem rein und herausgehen aus der Sauna werden die Sehscheiben beschlagen. Auch bei zu hoher Luftfeuchtigkeit in der Sauna, wird es zur beschlagung der Brillengläser kommen!

Metallische Brillenbügel erhitzen sich in der Sauna

Ein weiterer Punkt gegen die Brille in der Sauna ist folgendes! Gerade metallische Bügel können sich extrem erhitzen. In der Sauna können Temperaturen von über 100 Grad vorkommen. Natürlich reguliert das Metall und die betroffene Hautpartie den Wärmeausgleich etwas. Doch auch ich habe selbst mal die Brille vergessen und wurde nach einigen Minuten schmerzhaft daran erinnert :).

Kunststoff Brillenbügel können sich verformen

Kunststoff kann sich bei hoher und länger anhaltender Hitze verformen und spröde werden. Auch die Farbe des Kunststoffs kann ausbleichen! Die Mischung aus Schweiß, Salz und Hitze greift das Material stark an! Ein weiterer negativ Punkt für Brille und Sauna!

Brillenglas Beschichtung kann reißen

Durch den ständigen Temperaturunterschied können gerade diese Art von Brillengläsern reißen. Grund dafür ist, dass sich das Beschichtungsmaterial schneller dehnt als das Grundmaterial. Ein seltenes Ereignis, aber nicht auszuschließen.

Fassen wir kurz das Thema Brille in der Sauna zusammen:

- Brillenglas beschlägt
- Metallische Brillenbügel erhitzen sich
- Kunststoff Brillenbügel verformen sich
- Gläser gerade bei Beschichtungsbrillen können reißen

Daher sollten Brillenträger immer folgende Punkte auf der nächsten Seite beachten!

Die Brillenablage nutzen

Eine weitere Alternative ist die Brille vor der Sauna in eine spezielle Brillenablage zu geben. Sollte es die Sehkraft natürlich zulassen. Findet ihr ohne Brille nicht zum Platz, so fragt eine Person um Hilfe.

Billige Kunststoffbrille für Saunieren nutzen

Eine eigene Sauna Brille anschaffen! Auch eine billige Kunststoffbrille die es hin und wieder für wenige Euros zu kaufen gibt ist ideal. Keine Angst vor Verlustgefahr in der Sauna und wenn sie kaputt geht, macht es ein rießen Loch in den Geldbeutel. Vorsicht vor zu billigen Produkten! Das Glas sollte dennoch bruchsicher und hitzebeständig sein!

Unser Fazit zu Sauna und Brille

Das alles "kann" mit deiner Brille passieren muss aber nicht! Viele gehen Jahre mit Brille in die Sauna und nichts dergleichen passiert! Man sollte es aber nicht ausreizen! Eine Brille ist nicht gerade billig und für dieses Geld kann man sicher eine Jahreskarte für die Sauna kaufen! Die beste Alternative für Brillenträger ist meiner Meinung nach, sich eine alte Sauna Brille nur fürs saunieren anzuschaffen!

Saunieren mit Sonnenbrand

Darf ich in die Sauna mit Sonnenbrand? Gerade im Hochsommer fängst du dir schnell einen Sonnenbrand ein. Nur für wenige Minuten in der Sonne auf der Liegewiese eingeschlafen und deine Haut färbt sich im Anschluss Krabben rot. Doch zu allem Überfluss steht ja der Saunabesuch mit den Freunden heute Abend an.

Wie du dich in der Sauna mit Sonnenbrand korrekt verhältst! Welche gesundheitlichen Risiken dahinter stecken! Ihr erfahrt es jetzt im *„Sauna mit Sonnenbrand"* Kapitel Abschnitt!

Sauna mit Sonnenbrand

Die Haut ist gereizt sie ist enorm heiß und schmerzt bei jeder Berührung. Am häufigsten sind vom Sonnenbrand die Schultern betroffen. Wir haben ja im Artikel über das Saunieren im Sommer bereits etwas gelernt! Es öffnen sich dabei die Poren und das Hautfett verflüssigt sich mit dem Schweiß. Die abgestorbenen Hautschuppen werden abtransportiert und die Hautschicht wird dünner. Was bei gesunder Haut durchaus positiv ist, wird bei geschwächter Haut problematisch. Die sowieso zu dünne Hautschicht wird weiter abgetragen und strapaziert. Dies hat die Folge das die Heilungsdauer verlängert wird.

Entscheidend sind die verschiedenen Grade der Verbrennung

Willst du dennoch mit Sonnenbrand in die Sauna? Prüfe zunächst um welchen Grad der Verbrennung es sich handelt! Ein Sonnenbrand ist eine Verbrennung 1. oder auch 2. Grades. Dein Körper hat enormes zu leisten, diese Beschädigung wieder zu neutralisieren.

Ist es sogar gefährlich in die Sauna mit Sonnenbrand zu gehen? Schließlich ist die Haut stellenweise offen! Können dort Keime in den Körper gelangen? So schlimm ist es nicht. Kleinere Sonnenbrände haben keine so tiefen Schäden, dass die Haut so extrem gerissen ist. Dadurch braucht ihr euch wenig Sorgen zu machen. Anders sieht es mit aufgekratzten Hautpartien aus. Diese können in unhygienischen Saunahäusern durchaus gefährlich sein. Aber natürlich ist und bleibt ein Saunagang mit Sonnenbrand für die Haut eine extreme Belastung. Wir raten jedem vom Saunieren mit Sonnenbrand ab! Sauna mit Sonnenbrand ein klares Nein!

Natürliche Heilmittel bei Sonnenbrand

Lieber einige Tage aussetzen und vorher diese Hausmittel probieren! Damit ihr wieder schneller in die Sauna gehen dürft, gibt es einige natürlich Heilmittel und Hausrezepte gegen Sonnenbrand!

Diese haben wir für euch von A bis Z aufgelistet:

- Aloe Vera
- Backpulver
- Honig
- Naturjoghurt
- Milch
- Grüner Tee
- Grüner Lehm
- Ringelblumenöl
- Tomaten
- Wasser
- Zitronensaft

Aloe Vera bei Sonnenbrand:

Entweder von einem Aloe Vera Baum den Schleim nehmen oder eine spezielle Aloe Vera Creme aus der Apotheke besorgen. Das Heilmittel auf der Haut verteilen und du merkst schon nach einer Sekunde die wohltuende Kühle!

Backpulver bei Sonnenbrand:

Dabei Backpulver mit einem Glas Wasser vermischen. In das Gemisch eine Kompresse legen und einziehen lassen. Die Kompresse über die von der Sonne beanspruchten Stellen legen.

Honig bei Sonnenbrand:

Honig gilt in der Naturmedizin als Allrounder. Auch bei Sonnenbrand kann es einiges für deinen Körper tun! Einfach flüssigen Honig über den Sonnenbrand auf die Haut streichen. 15 Minuten abwarten, einwirken lassen und dann abduschen.

Naturjoghurt bei Sonnenbrand:

Naturjoghurt wird oft als natürliche Feuchtigkeitscreme verwendet. Dabei spendet der Joghurt viele wichtige Nährstoffe für deine Haut. Lasse den Joghurt ruhig eine halbe Stunde auf der Haut einziehen und wasche ihn dann unter der Dusche wieder ab. Natürlich kannst du auch eine Aloe Vera, Honig und Naturjoghurt Variante kreieren ;).

Milch bei Sonnenbrand:

Milch war schon immer das Pflegeprodukt der schönen und reichen. Schon im alten Ägypten nahmen dort die Schönheiten ihre Milchbäder. Eine Badewanne voll Milch muss es heute natürlich nicht sein. Auf die betroffene Stelle, Milch mittels getränkten Pad oder Tuch legen.

Grüner Tee bei Sonnenbrand:

Grüner Tee ist nicht nur zum Trinken super gesund! Beutel vom grünen Tee kurz ins Eiswasser legen und dann auf den Sonnenbrand geben. Ideal für Sonnenbrände bei den Augenlidern.

Grüner Lehm bei Sonnenbrand:

Sicherlich der Exot (für Männer) in dieser Aufzählung! Grüner Lehm wird speziell für Gesichtsmasken genommen. Dabei den Lehm mit Wasser anrühren und gute 2 Stunden auf der Haut lassen. Dieser wird schön fest, aber mit etwas Wasser löst er sich natürlich wieder ab.

Ringelblumenöl bei Sonnenbrand:

Ideal vor dem Schlafengehen einreiben und über Nacht wirken lassen. Das Ringelblumenöl besänftigt und beruhigt die geschädigte Haut.

Tomaten bei Sonnenbrand:

Durch das viele Vitamin A in der Tomate hilft es dir deine Hauterneuerung zu beschleunigen. Dabei die Tomaten in erster Linie nicht verzehren, sondern auf den Sonnenbrand legen. Die Tomate vorher in kleine Streifen schneiden.

Wasser bei Sonnenbrand:

Trinken! Trinken! Trinken! Dein Körper braucht jetzt viel Flüssigkeit von innen!

Zitronensaft bei Sonnenbrand:

Hier gilt vorsichtiges Dosieren! Nehme nur einen Spritzer Zitronensaft auf ein Glas Wasser. Das Zitronenwasser mit einer Kompresse aufsaugen und auf die zu behandelnde Stelle legen.

WICHTIG: Niemals einen Sonnenbrand mit Eis in Berührung bringen! Das kann zu Erfrierungen führen und die Haut noch mehr schädigen.

Wann darf ich in die Sauna nach Sonnenbrand

Vorher definitiv einen Arzt aufsuchen, den das ist bei Sonnenbrand eigentlich Pflicht! Zusätzlich braucht nach dem Sonnenbrand deine Haut vor allem eines, und zwar Ruhe! Entspanne deine Haut mit einer geeigneten Anti Sonnenbrand Creme oder Lotion und lasse viel Luft an den Sonnenbrand.

Vermeide weitere Sonneneinstrahlung und ruhe dich im Schatten aus. In die Sauna solltest du erst wieder gehen wenn der Sonnenbrand nicht mehr optisch sichtbar ist. Heißt ist die rote Stelle auf der Haut verschwunden kannst du dich wieder in die Sauna wagen.

Sollte die Stelle jedoch im Laufe des Aufgusses wieder zu schmerzen beginnen verlasse sofort die Sauna. Hier sollte man sich auf die Anzeichen seines Körpers verlassen.

Saunieren im Sommer

Wenn wir es gerade von Sonnenbrand hatten, wie sauniert man eigentlich im Sommer? 36 Grad und der Feuerball genannt Sonne macht das Leben unter freiem Himmel am Tag quasi unmöglich. Die Luft ist zum Schneiden und die Einzige Abkühlung verspricht ein Pool! Wer geht den im Sommer die Sauna? Schwitzen tue ich ja schon genug bei dieser Hitze! Das Sauna im Sommer dennoch sehr attraktiv sein kann erklären wir euch jetzt!

Sauna im Sommer? Das ist doch nur was für den Winter!

Wer im Sommer in die Sauna geht, der hat doch ein Hitzeschock und kann nicht mehr klar denken? Alles was man doch im Sommer möchte ist Abkühlung. Genau wie man im Winter sich nach der Wärme sehnt. Quasi immer das was einem gerade fehlt. So oder so ähnlich agieren Menschen oft ihr ganzes Leben. Sie sehnen sich nach dem was sie gerade nicht haben. Verurteilen im Gegenzug den aktuellen Stand der Dinge.

Ist es draußen zu warm dann ärgert man sich über das Schwitzen und die Schlappheit. Ist es draußen zu kalt ärgert man sich über die vielen Textilschichten, die es an zu ziehen gilt. Zudem schlägt das schlechte Wetter und der ganze Schnee auf das Gemüt!

Doch was spricht den nun für Sauna im Sommer?

Wissenschaftlich spricht viel für ein Schwitzen in der Sauna im Sommer. Selbst im Hochsommer ist das Saunieren ideal! Nachdem wir euch mit diesem kleinen psychologischen Zwischentext aufgewärmt haben, gibt es jetzt die 4 Gründe für Sauna im Sommer!

Sauna im Sommer – durch Abkühlung gegen Sommermüdigkeit!

Das Geheimnis eines Saunaganges im Sommer liegt im Wechsel zwischen extrem warm und extrem kalt. Im Inneren der Sauna z. B. einer finnische Sauna herrscht meist eine trockene und angenehme Wärme. Ein starker Kontrast zur schwülen und feuchten Luft im Sommer, welche deinen Kreislauf belastet. Kühlst du dich im Anschluss mit einem Kneippbad oder einer Schwalldusche richtig ab so bewirkt es ein Hallo Wach Erlebnis. Die Sommermüdigkeit verfliegt so richtig fix und du bist wieder bei klaren Verstand.

Sauna im Sommer – bedeutet Glück!

Durch das Saunieren werden übrigens Glückshormone ausgeschüttet! Genauer gesagt wird beim Saunieren das Glückshormon Oxytocin ausgeschüttet. Liegt es daran das Nordeuropäer immer so glücklich sind? Das weiß keiner aber durch die angenehme Wärme und das Geborgenheitsgefühl werdet ihr auch im Sommer glücklich!

Sauna im Sommer – genauso gesund wie im Winter!

Für den Winter schon im Sommer vorsorgen! Auf Knopfdruck funktioniert in unserem menschlichen Organismus nämlich erstmal gar nichts. Tust du etwas für dein Immunsystem stärkt sich dieses erst langsam nach drei bis vier Wochen. Auch solltest du die Sauna in regelmäßigen Abständen besuchen. Zwischen den letzten und nächsten Saunagang sollten maximal 10 Tage vergehen. In die Sauna gehen und sofort Abwehrkräfte aufbauen ist also ein Mythos! Alles hat seine Zeit! Wer auf einen gesunden Lebensstil umsteigt der verliert nicht sofort an Körperfett! Wer also kontinuierlich über das ganze Jahr in die Sauna geht der trainiert seine Abwehrkräfte perfekt. Saunieren im Sommer beugt somit Krankheiten im Winter vor!

Sauna im Sommer – Stoffwechsel wird gefördert

Während euer Körper in der Sauna schwitzt scheidet dieser viele Stoffe aus die er nicht mehr benötigt. Genauso im Winter als auch im Sommer ist es daher ratsam auch für euren Stoffwechsel regelmäßig zu saunieren.

Sauna im Sommer – Diese Dinge solltest du vermeiden

Wer an heißen Tagen die Sauna aufsucht der sollte etwas langsamer machen. Die Hitze unter Tage nimmt den Körper schon viel Energie ab. Daher haben wir uns entschieden auch noch eine kleine Rubrik über Sauna im Sommer und welche Dinge du vermeiden solltest zu schreiben!

Langes Saunieren vermeiden

Da der Körper von der Wärme draußen schon gut vorgewärmt ist solltet ihr nicht so lange wie sonst in der Sauna bleiben. Verkürzt die Saunazeit lieber etwas und geht wenn es die Kraft zulässt lieber ein zweites mal.

Sport und Sauna im Sommer vermeiden

Zumindest nicht unmittelbar nach dem Sport in die Sauna. Das gilt wie im Sommer wie im Winter. Allerdings solltet ihr im Sommer noch mehr auf euren Körper hören und deutlichen Abstand zwischen Sport und Sauna lassen! Somit hättet ihr eine dreifachbelastung mit Sport, Wetter und Sauna!

Noch langsamer abkühlen!

Nach der Sauna geht es zum abkühlen. Dabei gibt es verschiedene schnelle Methoden der Abkühlung. Von der Schwalldusche über das Kneippbecken sowie Eis und gewöhnliches Duschen ist alles dabei!

Geheimtipps am Schluss

Reist ihr demnächst in ein extrem warmes Land? Beispiele dafür sind afrikanische Länder, die Tropen oder Südamerika? Trainiert euren Körper im Sommer mit Saunaaufgüssen! So trainiert ihr euren Körper für tropisches Klima!

Leidet ihr an extrem trockener Haut kann Sauna im Sommer noch mehr eure Haut spannen. Daher empfehlen wir dir deine Haut nach dem Duschen mit PH Neutralem Öl oder einer pflegenden Creme ein zu massieren! Genauere Informationen über das Eincremen nach der Sauna gibt es in Kapitel 3.

Sauna im Sommer Fazit

Sauna im Sommer ist definitiv erlaubt und sehr gesund! Wenn ihr Dinge wie zu langes Saunieren, vorher körperliche Anstrengung wie Sport oder falsches Abkühlen vermeidet, spricht absolut nichts dagegen! Nach dem Abtrocknen sollte es an einen schattigen Platz zum Abkühlen gehen. Und noch ein Vorteil am Schluss: Die Saunalandschaft wird wohl gerade an Werktagen euch gehören ;).

Bei Rückenschmerzen in die Sauna?

Rückenschmerzen sind in Deutschland zu einer Volkskrankheit mutiert. Ärzte schreiben Arbeitnehmer, am häufigsten wegen Rückenschmerzen, von der Arbeit krank. Lange Arbeitszeiten am Schreibtisch und eine schlechte Haltung sind Auslöser von Rückenleiden.

Der Körper warnt uns bei schmerzen vor unnatürlicher Belastung. Langfristige Folgen sind Bandscheibenprobleme und der bekannte Hexenschuss! Da dieses Thema immer wieder angesprochen wird, haben wir es mit in dieses Buch gepackt.

Die größten Faktoren für Rückenbeschwerden

Rückenschmerzen können sehr viele Ursachen besitzen. Um dies zu verdeutlichen haben wir euch die wichtigsten Ursachen für Rückenbeschwerden stichpunktartig auf dern nächsten Seite zusammengefasst.

Symptome für Rückenschmerzen sind unter anderem:

- Mangelnde Bewegung
- Schwache Bauch / Rückenmuskulatur
- Viel sitzen
- Falsches heben
- Muskelverspannungen
- Übergewicht
- Verschleiß an der Wirbelsäule
- Wirbelkörperbruch
- Tumore
- Metastasen
- Knochenverdickung
- Alkohol und Drogenentzug
- Nervenentzündung
- Abriss von einer Nervenwurzel
- Bandscheibenentzündung
- Krankhafte Erweiterung der Schlagader

Zudem können Rückenschmerzen nicht nur vom Rücken kommen! Es gibt Krankheiten wie Nierensteine, Periodenschmerzen oder die Entzündung der Bauchspeicheldrüse, welche in den Rücken strahlen kann!

Bei Rückenschmerzen Sauna besuchen!

Rückenschmerzen und Sauna ja das passt meistens gut zusammen! Wie ihr von der Auflistung entnehmen könnt, sind Rückenschmerzen nicht gleich Rückenschmerzen! Bei normalen Rückenschmerzen könnt ihr auf jedenfall die Sauna besuchen.Meistens zieht der Körper einen positiven Effekt aus der Wärme und Entspannung.

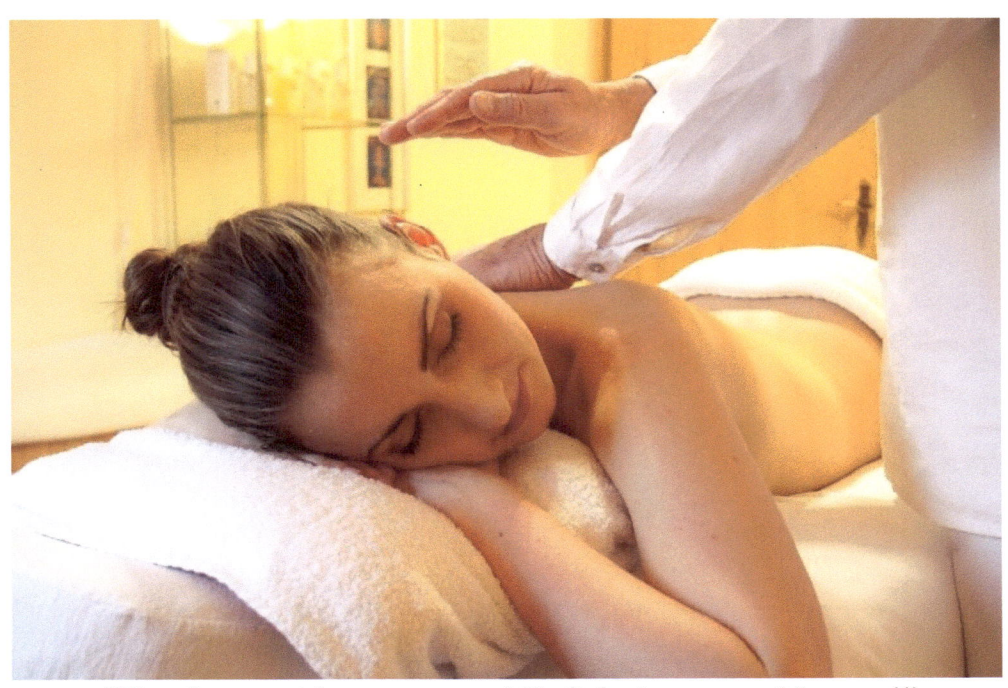

"Eine Sauna wirkt entspannend ähnlich einer guten Massage!"

Jedoch gibt es auch Spezialkrankheiten! Hier muss vorerst immer ein Arzt genauer untersuchen ob Wärme dem Körper in dieser Situation guttut.

Ich habe immer wieder Rückenschmerzen nach der Sauna!

Hast du Rückenschmerzen nach der Sauna? Immer wieder berichten Personen von beginnenden Rückenschmerzen gleich direkt nach der Sauna! Dies ist ein seltenes Phänomen und hier sollte im Ernstfall ein Arzt kontaktiert werden. In der Regel wirkt sich nämlich Wärme sehr positiv auf Schmerzen und Verspannungen im Körper aus.

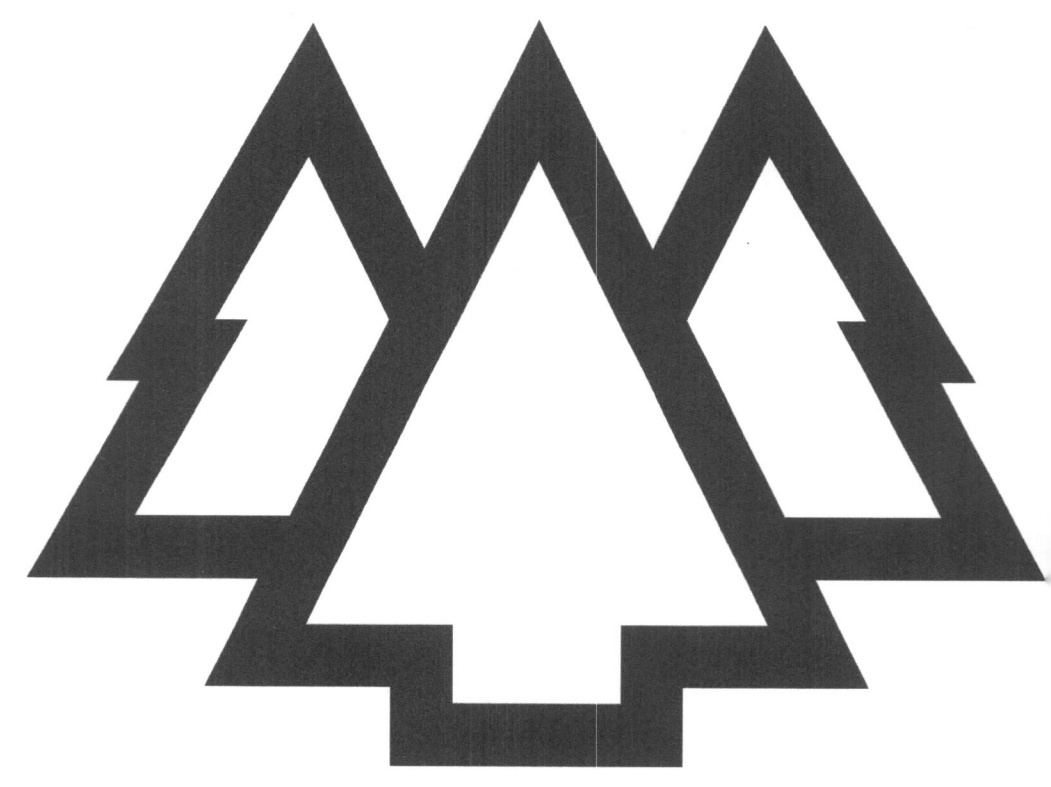

Kapitel 3 - Nach der Sauna

Jeder Saunatag geht irgendwann auch vorbei. Hier einige wichtige Tipps für
nach der Sauna!

Duschen nach der Sauna

Duschen nach der Sauna gehört wie Duschen vor der Sauna einfach zum guten Ton. Es gibt einige unbeschriebene Saunagesetze, an die man sich zu halten hat. Zum einen hat dies gesundheitliche als auch hygienische Gründe.

Duschen nach Sauna aus gesundheitlichen Gründen

Das Duschen nach der Sauna muss kurz verdeutlicht werden. Es gibt das Duschen nach dem Saunagang, welches zu Abkühlungszwecken mit Kaltwasser sowie ohne Shampoo durchgeführt wird. Der Temperaturunterschied bringt euren Kreislauf auf trapp und macht ihn robuster. Zudem wird eure Haut dadurch schön zart :).

Nach dem letzten Saunagang und der letzten Abkühlung erfolgt das Duschen nach der Sauna aus hygienischen Gründen! Der Körper hat viel geschwitzt und die Haare brauchen ein pflegendes Shampoo.

Nach der Sauna immer unter die Dusche!

Das Duschen nach Sauna ist absolutes Pflichtprogramm. An geschwitzt und ungeduscht fängt man sich gerade in der kalten Jahreszeit fix eine Erkältung ein. Auch wenn es nur ein paar Meter zum Auto sind. Duscht euch immer gründlich und trocknet euch auch gründlich ab, bevor es wieder ins Freie geht!

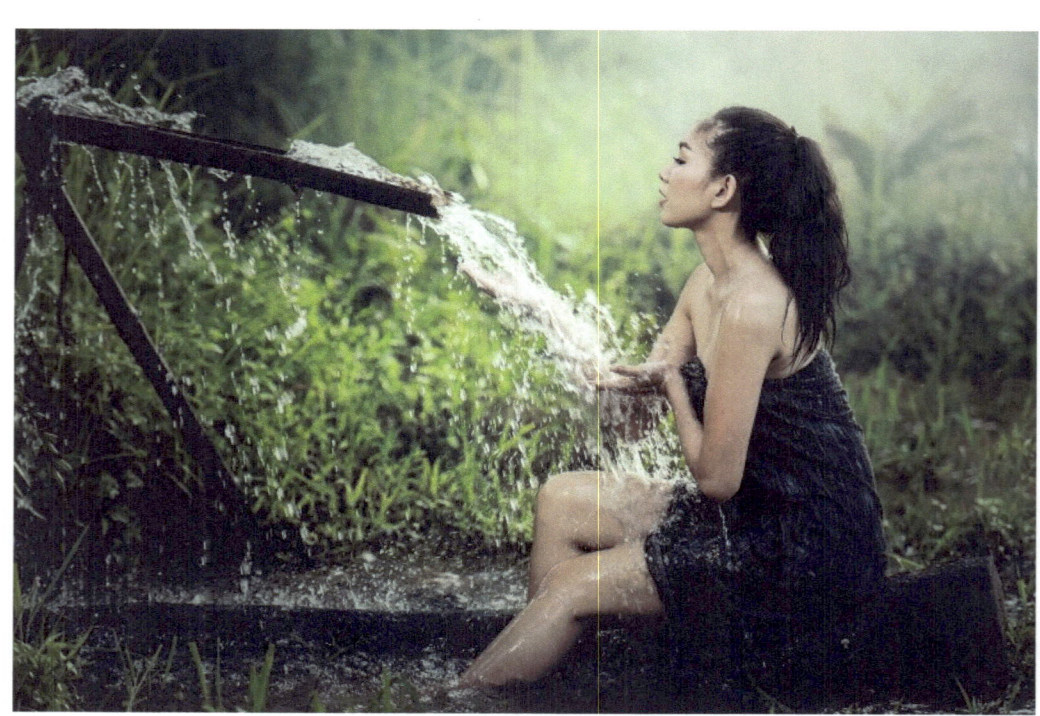

"Duschen nach der Sauna ist ein unbeschriebenes Saunagesetz!"

Wie kühle ich mich nach der Sauna am besten ab?

Der Schweiß tropft dir von der Stirn! Über 100 Grad sind es jetzt in der Banja Sauna. Noch ein paar Sekunden hältst du es aus und dann … dann gehst du raus! Mit riesiger Vorfreude auf die Abkühlung geht es an die Frische Luft und rein in die Abkühlung! Du fühlst dich auf der Stelle wie neugeboren! Doch für welche Art von Abkühlung wirst du dich entscheiden?

Doch wozu überhaupt nach Sauna abkühlen?

Die anschließende Schwall Dusche bzw. Sprung ins kalte Nass ist nicht nur aus hygienischen Zwecken sinnvoll! Du kennst doch das Gefühl selbst! Der Temperaturunterschied in Sekundenbruchteilen wirkt wie ein Jungbrunnen! Du fühlst dich nach dem Wechsel der Temperaturen so als könntest du Bäume ausreißen!

Merke: Nur wenn die anschließende Abkühlung stark genug ist, wird eine gesundheitliche Wirkung aktiviert! Gehe jedoch keine gesundheitlichen Risiken ein, indem du dich zu schnell abkühlst!

Richtig nach der Sauna abkühlen!

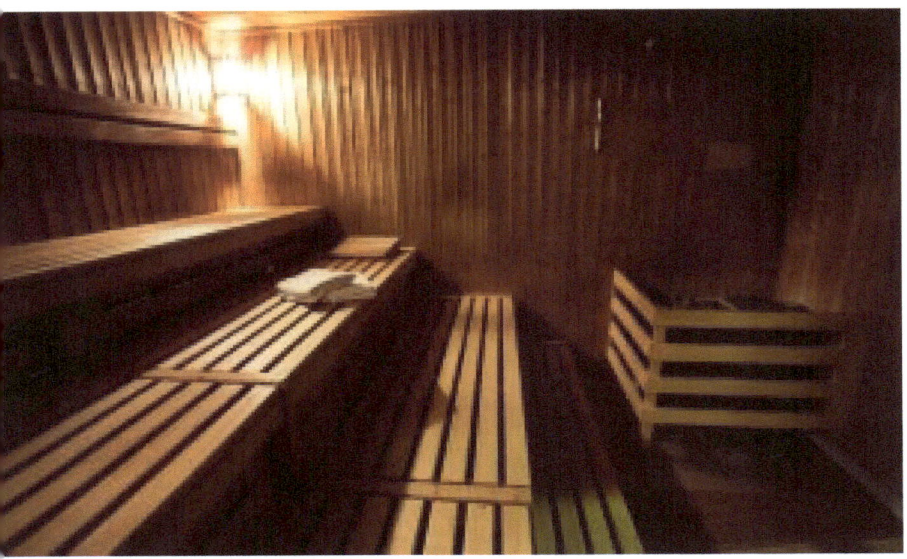

Nach der Sauna ist abkühlen Pflicht! Doch Vorsicht! Bereite dich je nach körperlicher Verfassung auf das Sauna abkühlen vor. Zu schnelles und abruptes abkühlen kann zu gesundheitlichen Problemen führen! Kreislaufprobleme, Herzproblemen und Schwindel sind nur einige davon! Für trainierte und gesunde Körper aber in der Regel kein Problem! Jedes Jahr sterben dennoch Menschen (meist mit Vorbelastungen) an falschen abkühlen.

Während das kalte Wasser auf euren warmen Körper trifft, steigt der Blutdruck enorm an! Daher nach dem Austritt aus der Sauna erst einmal langsam runter fahren. Gehe an die frische Luft, um deine Lungen zu kühlen. Mit kräftigen Ein und Ausatmen kühlen wir unser inneres mit der äußeren kalten Luft. Etwas auf und ablaufen bringt den Kreislauf nach dem Sitzen wieder besser in Schwung.

Je nach Außentemperatur aber nicht zu lange draußen verweilen! Zu lange in der Kälte lässt euren Körper rasch auskühlen. Eine Erkältung wäre dafür eine schnelle Folge, die wir ja vermeiden wollen!

Egal welche Abkühlungsmethode fangt immer erst an euren Gliedmaßen an. Das heißt Arme und Beine mit kalten Wasser benetzen und langsam in Richtung Oberkörper gehen. Die Region beim Herz sparen wir uns bis zum Schluss auf da diese am sensibelsten reagiert. Die Abkühlzeit sollte nie hektisch erfolgen.

Lass dir Zeit ungefähr so lange wie der Saunagang gedauert hat. Verzichtet niemals auf das Sauna abkühlen danach! Nicht richtig durchgeführt kann durch Nachschwitzen eine Erkältung die Folge werden!

Wir von Nordholz haben dir die besten 6 Methoden zum Abkühlen nach der Sauna auf der nächsten Seite zusammengestellt!
Wir haben dir heute 6 Methoden zum Sauna abkühlen bereitgestellt! Am Schluss gibt es noch wie immer unser Fazit zum Thema Sauna abkühlen!

Nach der Sauna mit einer Schwall Dusche abkühlen

Meist in Form eines Saunakübels der in ausreichender Höhe montiert wurde. Mit einem Seil könnt ihr diesen kippen und mit einem Schwall kommt das kalte Wasser herunter! Ein echter Klassiker!

Einfach unter die kalte Dusche hüpfen

Die Dusche mit Blau auf Anschlag stellen und rein ins kalte Vergnügen!

Mit einem Wasserschlauch z. B. im Garten abkühlen

Nicht nur im heimischen Garten gut zum Abkühlen. In vielen Saunalandschaften liegen Wasserschläuche in der Dusche bereit.

Ein Kneippbecken nutzen

Der Gang durch das Becken wirkt extrem wohltuend. Die Fußsohlen werden durch die Steine und Sand zusätzlich stimuliert.

In einen Teich springen

Der Sprung ins kalte Nass vom Steg aus! Für die meisten Finnen die Nr. 1 des Abkühlens. Vorher wirklich gut vorkühlen!

In Schnee und Eis wälzen

Wenn es draußen schneit, wirft man sich genüsslich in den Schnee. Auch kleine Eiskugeln können hier den Körper runter kühlen. In modernen Saunalandschaften gibt es oft Eisstationen!

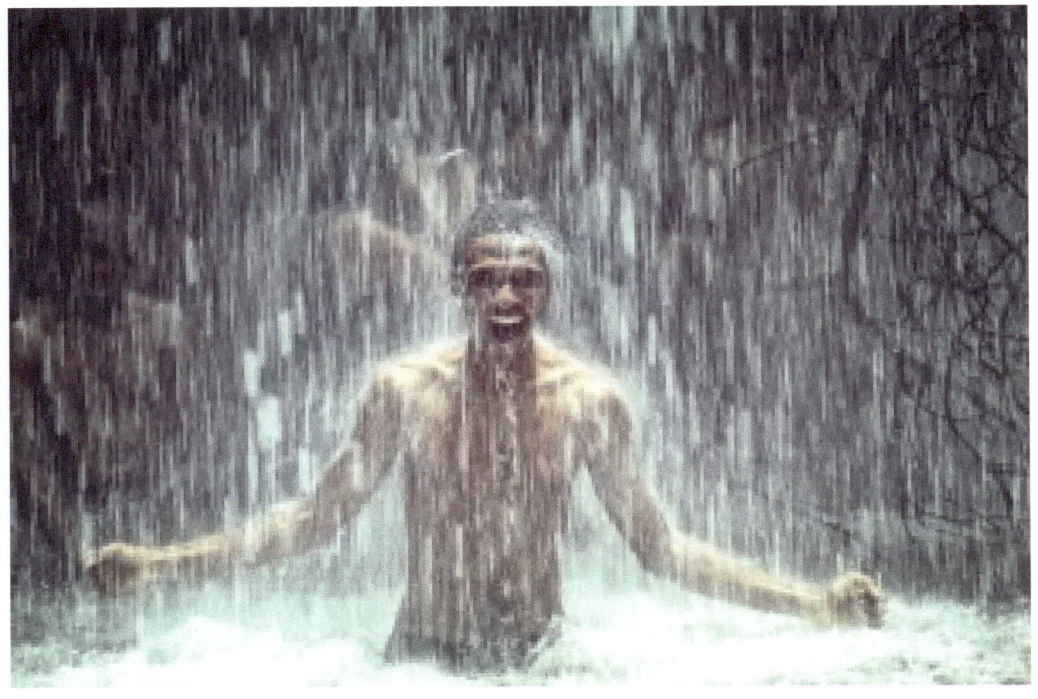

Was mache ich nach der Sauna Abkühlung?

Es empfiehlt sich nach der Abkühlung etwas herunterzufahren. In Saunaarealen sind meist Ruheräume eingerichtet. Auch ein entspanntes Fußbad mit 40 Grad warmen Wasser wirkt sehr wohltuend auf den Körper. Auf üppiges Essen sollte nach der Sauna verzichtet werden!

Ist der Saunagang beendet, empfiehlt es sich Flüssigkeit wie Wasser oder Tee zu trinken! Gesunde leichte Kost ist auch immer willkommen. Körperliche Anstrengungen sind natürlich nach der Sauna dringend zu vermeiden. Der Körper hat sich beim saunieren schon genug beansprucht.

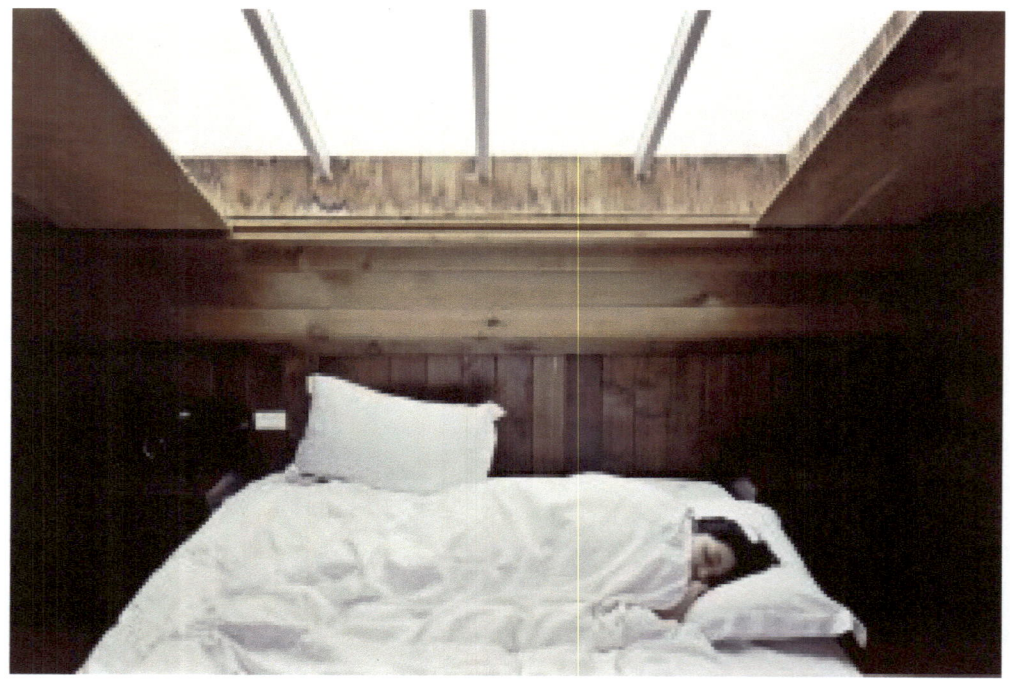

Eincremen nach der Sauna

Wellness! Das bedeutet für uns dem Trott des Alltags zu entfliehen und das Leben zu entschleunigen. Wir wollen in unserer Wellnessoase das Maximum an Pflege für unseren Körper. Doch ist das Eincremen nach Sauna überhaupt von Vorteil? Immer wieder scheiden sich beim Thema Eincremen nach Sauna Ja oder Nein die Geister! Während die eine Partei dies vehement verneint rät die andere dringend nach dem Saunagang die Haut zu pflegen. Wer hat nun recht?

Ihr erfahrt es in diesem Abschnitt! Doch zunächst wollen wir das Thema *"Eincremen nach der Sauna"* mit der Ursache beginnen! Also woher kommen Hautspannungen nach der *Sauna* überhaupt?

Warum habe ich Hautspannungen nach der Sauna?

Aber ich muss mich doch eincremen, da meine Haut nach der Sauna immer so spannt! Verlässt man die Sauna, so hat man zunächst sehr weiche und glatte Haut! Dies wird dadurch beeinflusst, da sich die Poren öffnen und auch mehr Wasser in der Haut gespeichert wird. Doch schon nach kurzer Zeit fängt die

Haut bei manchen Menschen an zu spannen. Vor allem sind Menschen mit trockener Haut betroffen.

Menschen mit fettender aber auch normaler Haut werden hier wohl weniger bis gar keine Spannung merken. Die Spannung tritt immer dann auf, wenn die Hitze vorbei ist und die Kälte Einzug erhält. Während dem Saunieren also der Warmphase wird nämlich das Hautfett flüssiger.

Dieses verflüssigte Fett, welches mit Schweiß in Berührung, kommt wird durch Wasser Anwendungen abgespült. Daher sprechen manche Menschen von Hautspannungen nach der Sauna! Das fehlende Hautfett sorgt für die Verspannungsbeschwerden!

Eincremen nach Sauna bei trockener Haut!

Wenn ihr euch für das Eincremen nach der Sauna entscheidet so gilt es zunächst folgendes zu beachten. Nach dem allerletzten Saunagang unter die Dusche hüpfen. Mit Duschcreme den ganzen Körper benetzen und alles schön abbrausen. Nach dem ordentlichen Abtrocknen der Haut könnt ihr euren Körper jetzt nach der Sauna eincremen.

Achtet dabei darauf, dass ihr, das in einem warmen Raum tut damit ihr euch nach der Sauna nicht verkühlt. Auch solltet ihr auf keinen Fall beim Eincremen wieder schwitzen. Dies kann bei warmen Sommertagen oder beim Nachschwitzen schnell passieren.

Am allerbesten ist das Eincremen rund eine halbe Stunde nach dem letzten Gang in die Sauna. Schwitzt ihr noch, dann sind auch die Hautporen offen und ihr würdet diese mit der Creme verstopfen. Wartet ein wenig, bis die Creme in eure Haut gezogen ist und zieht euch dann an. Was kann es schöneres geben als eingecremte weiche und zarte Haut :).

Eincremen nach Sauna Fazit

Ein Saunagang ist für unsere Haut schon ein Wellenessprogramm an sich! Bei der Wärme in der Sauna treten mehrere positive Faktoren für unseren Körper auf. Zunächst wird unsere Durchblutung im ganzen Körper angeregt! Zudem nehmen unsere Vitalfunktion zu! Unsere Haut wird quasi regeneriert!

Alte Hautschuppen werden durch den Schweißausfluss abgetragen und sterben ab. Die Poren der Haut öffnen sich und der natürliche Säureschutzmantel der Haut wird stärker.

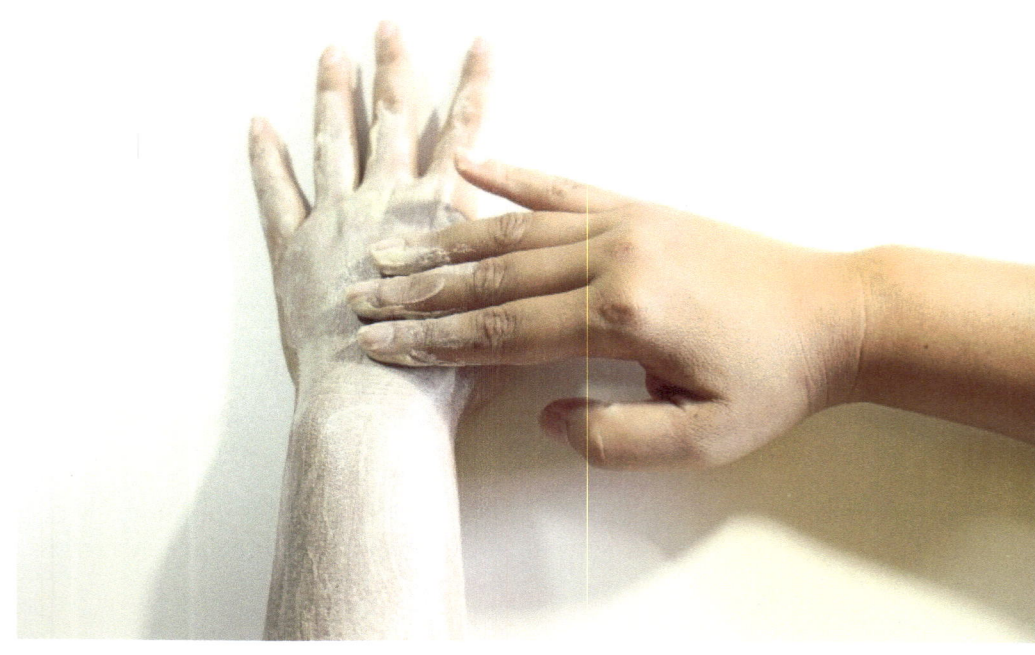

Ein optimaler Säureschutzmantel der Haut liegt übrigens zwischen 5 und 6. Gehen wir regelmäßig in die Sauna so kann unsere Haut immer mehr und mehr Wasser speichern. Das macht weniger Falten und fördert somit die optische Verjüngung :).

Da wie im letzten Absatz geschrieben der Säureschutzmantel der Haut verstärkt wird, reicht eigentlich ein Abduschen aus. Wer auf Nummer sicher gehen möchte, an sehr trockener Haut leidet oder zusätzliche Pflege benötigt der kann gerne danach eincremen.

Viel hilft viel ist zwar hier nicht der Fall aber schaden tut es eurem Körper auch nicht! Eine pflegende Creme oder eine PH neutrale Lotion sind hier optimale Begleiter für verspannte Haut nach der Sauna!

Das doofe Nachschwitzen

Was ist das überhaupt für ein Wort „*Nachschwitzen*"? Denn Nachschwitzen egal, ob nach Sport oder Sauna kann schnell gefährlich werden! Eurer Gesundheit zuliebe befassen wir uns in diesem Buch auch mit dem Thema – des Nachschwitzens!

Warum überhaupt Nachschwitzen?

In der Sauna leistet dein Körper regelrechte Höchstleistungen! Die Körpertemperatur ist da gut und gerne bei 37,5 – 38,0 Grad! Nach der Sauna kühlst du deinen Körper zwar ab, aber dein Körper produziert noch eine eine Zeit lang Schweiß nach.

Das typische Nachschwitzen entsteht! Das hat den Grund das Schwitzen den Körper kühlen soll. Der Schweiß gelangt über die Poren auf die Haut wobei dieser die Haut und somit den Körper wieder auf seine Normaltemperatur von 37 Grad kühlt.

Nachschwitzen – 3 tolle Tipps dagegen!

Damit ihr euch nach dem Nachschwitzen nicht unterkühlt ist es wichtig einige Dinge zu beachten!

Erstens: sich nach der Sauna ausreichend Zeit zu geben. Den auch nach dem Duschen kann es immer noch zu Nachschwitzen kommen.

Zweitens: Ordentliches abkühlen nach der Sauna ist Pflicht! Solltest du nach dem Duschen feststellen, dass du nach schwitzt dann lieber nochmal duschen. Dies ist besser als schwitzig von der Sauna zum Auto zu laufen!

Drittens: Salbei soll das übermäßige Nachschwitzen ebenfalls zügeln. Diese kannst du in Form von Tee oder als spezielle Tropfen einnehmen.

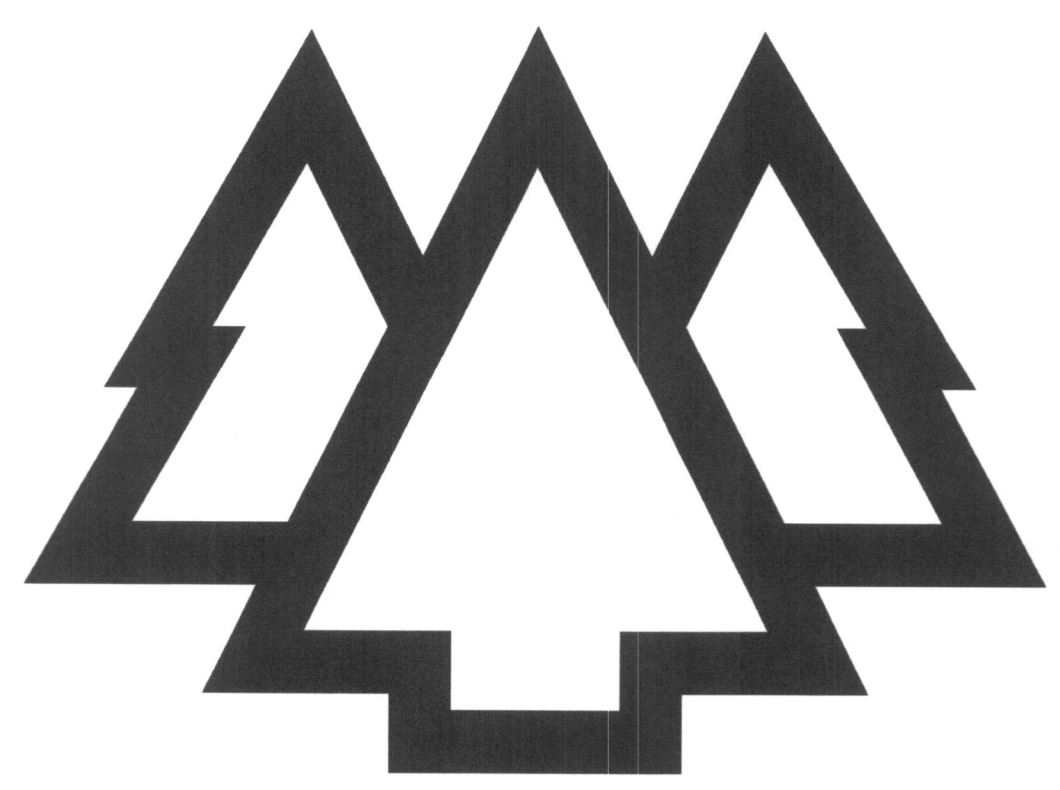

Kapitel 4: Häufige Fragen zum Saunieren

In diesem Kapitel haben wir die in den letzten Jahren gesammelten häufigsten
Fragen von Saunaanfängern zusammengefasst und beantwortet.

Brustwarzenpiercing in der Sauna

Kann ein Schmuckstück wie ein Brustwarzenpiercing in der Sauna Probleme bereiten?

Brustwarzenpiercing Sauna – eine gute Idee?

Die Anzahl von Brustwarzenpiercing Schmuckstücken steigt in den letzten Jahren. Männer und Frauen verschönern gleichermaßen ihren Körper damit. Ein Piercing an der Brustwarze wird zum einen aus Ästhetik gestochen. Zum anderen berichten gepiercte über Stimulanzsteigerungen.

Ist das Piercing einmal gestochen, kann es schlecht vor jedem Saunagang abgenommen werden! Das ist auch überhaupt nicht notwendig. Aufgrund des ständigen Kontaktes mit der Haut kann in der Regel nichts passieren! Brustwarzenpiercing und die Haut stehen im ständigen Wärmeaustausch.

Das heißt, ihr könnt euch an einem Brustwarzenpiercing in der Sauna nicht verbrennen. Selbst Temperaturen um die 100 Grad sollten einem Piercing in der Sauna nichts ausmachen.

Kann ich mit einem frisch gestochenen Brustwarzenpiercing in die Sauna gehen?

Anders als bei einem Bauchnabelpiercing dauert der Heilungsprozess viel länger! Mit 2 – 6 Monaten ist hier mindestens zu rechnen! Daher ist die ideale Stechzeit eines Brustwarzenpiercings Ende Frühling. Somit kann es über den Sommer optimal verheilen. Somit bist du zur Winter Saunasaison wieder einsatzbereit!

Brustwarzenpiercing Sauna Fazit

Brustwarzenpiercing und dann ab in die Sauna? Nicht übertreiben! Frisch gestochene Piercings sind offene Wunden, die sich schnell infizieren können. Geht nicht das Risiko ein und wartet lieber ein paar Wochen. Geht auch auf jedenfall vorher zum Piercer eures Vertrauens und fragt um Erlaubnis. Auch eine routinemäßige Untersuchung beim Arzt sollte vor dem nächsten Saunagang eingeplant werden!

Bauchnabelpiercing Sauna

Bauchnabelpiercings zählen zu der Kategorie des Körperschmucks! Viele lieben ihren Schmuck am Körper und können ihn leider viel zu wenig zeigen. Die Sauna ist ein toller Ort das Bauchnabelpiercing sichtbar zu machen.

Doch passt Bauchnabelpiercing und Sauna überhaupt zusammen? Können Frauen so ein Schmuckstück überhaupt in die Sauna mitnehmen?

Ist ein Bauchnabelpiercing in der Sauna gefährlich?

Das Bauchnabelpiercing wird an der Bauch Hautfalte befestigt. Damit hat das Bauchnabelpiercing in der Sauna direkten Körperkontakt. Das bedeutet, dass Material und Haut im ständigen Wärmeaustausch stehen. Eine Verbrennung der Haut ist in diesem Fall fast ausgeschlossen.

Verbrennungen entstehen in der Regel nur, wenn das Piercing frei beweglich ist. In diesem Fall liegt das Bauchnabelpiercing nicht eng am Körper an. Auch können Verbrennungen entstehen wenn ihr flach liegt und im Anschluss aufsteht. Die Oberseite des Piercings kommt daraufhin mit den Bauchfalten, beim nach vorne beugen, in Kontakt. Sollte es also zu warm am Bachnabel werden so verlasst einfach vorzeitig die Sauna!

Passiert meinem Piercing Schmuckstück in der Sauna etwas?

Ein Bauchnabelpiercing ist in der Regel aus Metall. Dieser Stoff hält die Saunatemperaturen, welche in der Regel so um 100 Grad betragen locker aus. Auch Kunststoffteile verkraften diese Temperaturen bis zu 100 Grad.

Bauchnabelpiercing frisch gestochen und in die Sauna gehen?

Darf ich mit Bauchnabelpiercing sofort wieder in die Sauna? Davon raten wir ab! Beim Piercen entsteht eine Wunde, die keimfrei gehalten werden muss. Der produzierte Eigenschweiß kann mitsamt Keimen in die Wunde tropfen. In der Sauna können Bakterien und Viren in die Wunde gelangen. Auch wirkt sich das erhitzte Material negativ auf den Heilungsprozess aus.

Die Folge ist meist eine schmerzhafte Entzündung. Auch die komplette wieder Herausnahme des Bauchnabelschmuckstücks ist möglich. Zudem ist die Haut an der Piercing Stelle noch extrem dünn! Diese dünne Haut kann sich noch nicht optimal gegen die Wärme schützen.

Die Dauer nach dem Piercing wieder in die Sauna zu gehen ist individuell. Eine Faustregel besagt 5 Tage pro Millimeter Einstichbreite! Aber diese Faustregel kann für jede Person schwanken. Fragt am besten bei der Kontrolle euren

Piercer oder einen Arzt wann ihr wieder mit Bauchnabelpiercing Sauna Erholung genießen dürft.

Bauchnabelpiercing Sauna Fazit

Ist das Bauchnabelpiercing enganliegend, so ist eine Verbrennung so gut wie ausgeschlossen. Ist es jedoch frei beweglich, so kann die angestaute Hitze des Piercings sich auf eure Haut übertragen. Saunatemperaturen machen dem Schmuckstück in der Regel nichts aus.

Sofern es geht sollte man aber auf Schmuck in der Sauna verzichten und diesen vorher ablegen. Dazu gehören Uhren, Ketten oder der Ehering (falls dieser noch vom Finger abgeht ;)). Vor dem Wiedereinsatz des Piercings, das Piercing Loch mit einem sauberen Handtuch gut abtupfen. Zu früh sollte man mit einem frisch gestochenen Piercing nicht in die Sauna gehen. Wer sich mit seinem Bauchnabelpiercing von dem Saunabesuch nicht abhalten lässt, sollte diese frühzeitig verlassen.

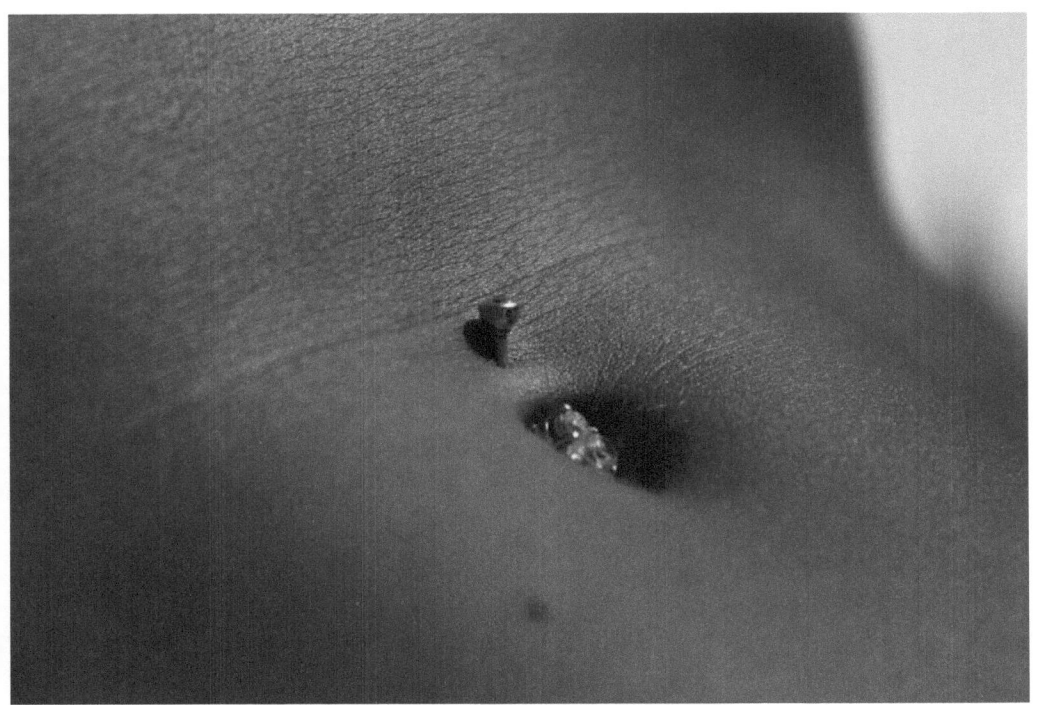

Musik in der Sauna

die Sauna, für viele der Wellnesstempel schlechthin! Liebevoll wird die Sauna für zu Hause mit Saunazubehör eingerichtet! Niemals dürfen Saunaeimer, einem Sternenhimmel oder einer Sauna Sanduhr fehlen! Doch nicht nur visuelle Reize sollen in der Sauna angesprochen werden. Das Klangerlebnis steht bei vielen Saunisten immer mehr im Vordergrund! Daher sprechen wir in diesem Abschnitt über Musik in der Sauna!

Welche Art von Musik in der Sauna ist entspannend?

Generell lässt sich sagen das die meisten Menschen mit ruhigen Naturgeräuschen saunieren! Auch Geräusch einer Klangschale sind gut zum Herunterfahren. Spezielle Meditationsmusik ist ebenfalls sehr beliebt. Bitte aber bei den Tranche artigen Rhythmen nicht in der Sauna einschlafen ;).

Welches Genre soll ich nun hören? Musik aus dem Radio oder den Charts wirkt oft zu hektisch in der Sauna. Es sollte hier auf klassisches Genre wie Piano Musik zurückgegriffen werden. Ruhige Instrumentals von einer Lieblingsband sind auch nicht verkehrt.

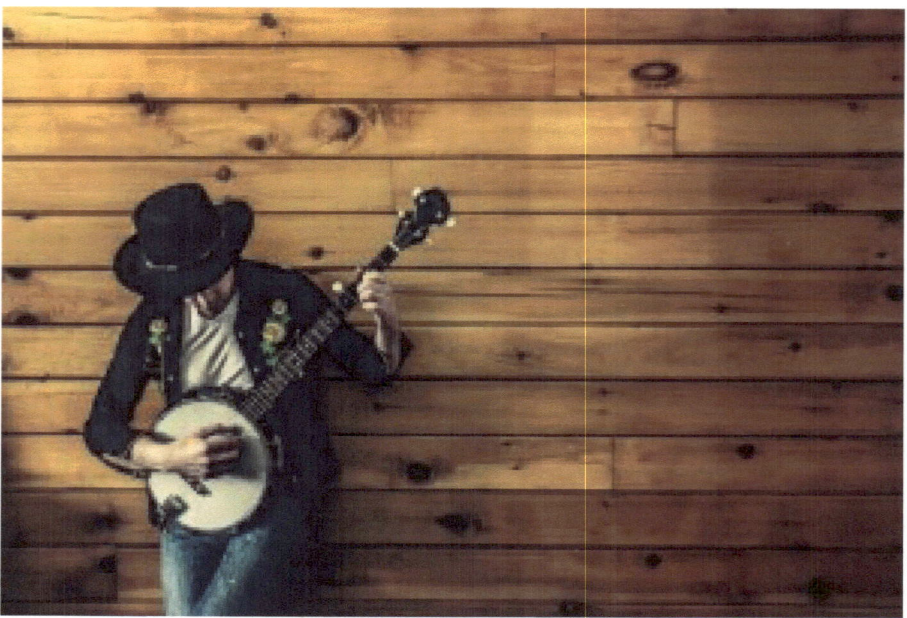

Musik in der Sauna

Das Klangerlebnis ist aber nur mit speziellen Sauna Lautsprechern in der heimischen Sauna möglich! Gewöhnliche Lautsprecher gehen in der Sauna ratzfatz kaputt und sorgen im schlimmsten Fall für einen technischen Defekt!

Riskiert das lieber nicht! Abhilfe schaffen hier spezielle Sauna Lautsprecher. Diese halten den harten Anstrengungen eines Aufgusses stand. Sie müssen Hitze, Spritzwasser und Luftfeuchtigkeit problemlos aushalten können! Auf dem Markt gibt es viele verschiedene Sauna Lautsprecher. Natürlich ist die Klangqualität auch ein wichtiger Faktor in der Kaufentscheidung.

Störende Geräusche vermasseln am Ende das gewünschte Heim Wellness Erlebnis. Daher gilt lieber etwas mehr ausgeben und dann auch damit zufrieden sein! In Qualität und Preis gibt es viele Unterschiede. Für die Heimsauna sollte ein Lautsprecher installiert werden, der 110 Grad und mehr aushalten kann. Seid ihr unsicher, so fragt einen Elektriker um Rat. Generell ist es besser diese Arbeiten einen Fachmann ausführen zu lassen!

Klangschalentechnik eine Alternative!

Ganz manuell geht es bei der Klangschalentechnik zu. OK die Klangschalentechnik sorgt nicht direkt für Musik in der Sauna, aber sie ist eine Alternative. Dabei wird eine Schüssel (meistens aus Bronze) mit einem Holzknüppel stimuliert.

Daraus entsteht ein langer, anhaltender und für den menschlichen Körper angenehmer Klang. Klangschalen sorgen schon seit Jahrhunderten bei Meditationen der Mönche für mehr Entspannung.

Musik in der Sauna mit Instrumenten

Wir würden davon abraten Instrumente wie z. B. eine Gitarre in die Sauna mitzunehmen. Die hohe Luftfeuchte und der Temperaturunterschied können das Instrument beeinträchtigen. Wer eine alte und wertlose Gitarre zu Hause auf dem Dachboden stehen hat, kann gerne mal in der Sauna musizieren :).

Mit einer Smart Watch in die Sauna gehen?

Darf ich mit einer Smart Watch am Handgelenk meiner Sauna Leidenschaft nachgehen? Wie verhält es sich mit den hochsensiblen technischen Innereien der smarten Uhr? Hält eine Smart Watch einem Saunagang Stand oder nicht? Ein Beispiel anhand der Apple Watch!

Stand der Apple Watch Technik

Apple Produkte versprühen ein spezielles Lebensgefühl! Aktive Appler tragen ihre Trackinguhr zum Wandern, beim Kiten oder sogar während des Schwimmens. Außer Haus geht es Immer mit den aktuellen Tagesthemen, dem Wetter und WhatsApp Nachrichten versorgt. Da möchte sich so mancher von seinem Lebensbegleiter am Handgelenk nicht mehr trennen!

Da die zweite Version der Apple Watch wasserdicht ist, kann man sie problemlos auch im Wellnessbereich tragen. Orte wie beispielsweise im Whirlpool, im Swimmingpool und unter der Dusche sind kein Problem mehr. Entweder bewusst oder unbewusst wird die Uhr dann auch zum Saunagang einfach am Handgelenk gelassen.

Ist doch schließlich eine Sportuhr und für manche zählt Sauna ja als quasi Sportart!

Gute Gründe die Apple Watch mit in die Sauna zu nehmen! AAABER..!

ACHTUNG: Bitte lest den Text vollständig durch! Wir raten von der Nutzung sämtlicher elektrischer Geräte wie eben einer Smartwatch in der Sauna ab! Die Gründe gibt es im unteren Teil des Beitrages! Der Fitnesstracker von Apple zeichnet deine Vitalfunktionen auf!

Daher ist es für viele Menschen hochinteressant, wie sich ihr Körper während des Schwitzens verhält. Die Apple Watch Serie 4 bietet sogar ein EKG! Sie warnt vor Vorhofflimmern und hat sogar eine integrierte Sturzerkennung. In den USA wurde die Uhr bereits sogar von der FDA als Medizingeräteprodukt zugelassen. Eigentlich Ideal für Personen die sich alleine in der Sauna aufhalten! Zudem kann die Uhr auch als Stoppuhr verwendet werden, wenn keine Sauna Sanduhr an der Wandfläche aufgehängt ist.

Notfallliste: Falls die Smart Watch mit in der Sauna war!

Smart Watch und Sauna ist keine Gute Idee! Ist deine Apple Watch die vom Hersteller nicht empfohlenen Wassermengen in Kontakt geraten? Hier empfiehlt es sich diese gleich mit einem weichen Tuch oberflächlich zu reinigen. Am besten bringt ihr sie umgehend in ein Applestore oder zu einem zertifizierten Apple Händler.

Diese Handlungen danach nicht ausführen:

- Keiner Hitze aussetzen wie Apple Watch auf Heizung legen
- Nicht unmittelbar aufladen
- Nicht schütteln
- Nichts in die Öffnungen der Apple Watch einführen wie ein Draht oder ein Wattestäbchen

Apple Watch Sauna Ja oder Nein? Was sagt nun der Hersteller?

Apple schreibt dazu eindeutig auf seiner Webseite! Die Apple Watch ist zum derzeitigen Stand, je nach Modell wasserabweisend, jedoch nicht wasserdicht! Wasserfestigkeit von IPX7 nach der IEC-Norm 60529 gilt hierbei für die Apple Watch Series 1 und Apple Watch der 1. Generation.

Uhren der Serie 2 und Serie 3 sind sogar bis 50 Meter Wasserabweisend nach ISO-Norm 22810:2010. Lederarmbänder, Gliederarmbänder und Milanaise Armbänder sind übrigens nicht wasserfest.

Diese Wasserfestigkeit kann jedoch durch unsachgemäßen Umgang z.B. den Saunagang beeinträchtigt werden! Apple rät daher jeden Kunden davon ab eine Apple Watch beim Saunagang zu tragen. Der Wasserdampf sowie die hohen Temperaturen zerstören die hochsensible Smartwatch.

Fazit: Technik und Schmuck gehören nicht in die Sauna!

Von uns ein klares Nein! Weder die Rolex noch die Apple Watch sollte beim Schwitzbad getragen werden! Auch Schmuck und die Brille sind während des Saunierens abzulegen. Eine Apple Watch kostet im Einstiegslevel gut und gerne 750 Euro. Das Risiko eines Defektes ist eindeutig zu hoch!

Armbanduhr für Sauna

Auf den letzten Seiten haben wir uns Smart Watches gewidmet und nun kommt die klassische Armbanduhr. Kann ich den diese mit in die Sauna nehmen?

Wozu überhaupt eine Armbanduhr in die Sauna mitnehmen?

Eine Armbanduhr beim saunieren zu tragen wirkt etwas widersprüchlich. Schwitzen in der Hütte bedeutet entspannen und entschleunigen! Die Welt da draußen dreht sich in Hektik weiter, aber in der Hütte ist eine andere Welt. Wozu dann permanent auf die Uhrzeit blicken?

Gut für Saunen die keine Sanduhr an der Wand montiert haben ist es sicherlich sinnvoll. Hier kann mit einer Uhr ein Timer gestellt werden. Doch hier sollte wirklich aufgepasst werden. Warum erfahrt ihr jetzt!

Risiken beim Saunabesuch mit einer Armbanduhr

Die hohe Temperatur, die anschließenden Temperaturunterschiede und die Luftfeuchtigkeit macht eurer Uhr zu schaffen. Dazu kommt noch das, dass Salz auf eurer Haut die Uhr angreift! Daher raten wir jedem davon ab mit Uhr in die Sauna zu gehen.

5 Probleme beim tragen einer Uhr in der Sauna

Unsere Empfehlung? Lasst das Saunieren mit Armbanduhr lieber bleiben! 5 Fakten die dagegen sprechen haben wir hier im Detail näher erläutert:

Armbanduhr VS. Hohe Hitze!

Uhren die größerer Hitze, wie bei einem Saunagang, ausgesetzt werden können später an Ölschwund leiden! Mechanische Uhren haben ein hochkomplexes Uhrwerk mit vielen Rädchen und Mechanismen. Egal ob ein hochpreisiges Rolex Modell oder ein No-Name-Produkt! Der Ölschwund führt zu einer verkürzten Lebensdauer der Uhr! Teure Reparaturen können die Folge davon sein!

Armbanduhr VS. Hohe Luftfeuchtigkeit!

Manche Uhren sind zwar wasserdicht, aber nicht dampfdicht! Je höher die Wasserdichte ist, desto weniger Risiko wird hier ein Saunagang für sie haben. Nicht ganz auszuschließen, aber relativ sicher, sind Uhren ab einer Wasserdichte von 200 Metern. Es reichen aber auch hier nur wenige Wassermoleküle, die eure Uhr lahmlegen können! Spielt daher nicht mit dem Risiko!

Armbanduhr VS. Temperaturschwankungen!

Draußen ist es kalt und in der Saunahütte 100 Grad. Nach 15 Minuten Schwitzen geht es wieder raus in die Kälte und sofort unter die Schwall Dusche! Nicht nur euer Körper ist hier extremen Belastungen ausgesetzt. Die Materialien dehnen sich aus und ziehen sich wieder zusammen. Für die Armbanduhr manchmal mit irreparablen Folgen!

Armbanduhr VS. Salz!

Es muss nicht unbedingt der Salzaufguss sein. Dennoch bildet sich auf eurer Haut Salz. Das Salz frisst eure Uhr an und lässt sie korrodieren. Eine Armbanduhr mit Lederband ist ebenfalls gefährdet und kann beschädigt werden. Erste Hilfe verspricht hier nur noch das Abwaschen von salzfreien Wasser!

Armbanduhr VS. Ätherische Öle

Die Zusammensetzung der ätherischen Öle kann Flecken auf eurer Uhr insbesondere dem Armband (z. B. aus Leder) hinterlassen.

Gibt es eine passende Armband für die Sauna?

Eine passende Armbanduhr für Sauna finden ist nicht schwer! Wenn ihr doch nicht ohne Armbanduhr leben könnt dann haben wir diese Tipps für euch! Natürlich ist dies keine Garantie, dass sie nicht doch kaputt geht!

Tipp 1:
Entweder ihr kauft euch eine billige Uhr zu der ihr keine emotionalen Gefühle pflegt! Sollte die billige Uhr in der Sauna ihren Geist aufgeben so könnt ihr für ein paar Euro wieder eine neue kaufen.

Tipp 2:
Hochwertige Uhren, ab einem Wasserwiederstand von 200 Metern, sind sehr robust. Hier ist das Risiko kleiner das sie in der Sauna Schaden nehmen. Natürlich ist das Risiko hier immer noch vorhanden!

Armbanduhr für Sauna Fazit

Armbanduhr für die Sauna? Unsere Meinung im gesamten Nordholz Team: Lieber die Uhr im Umkleideschrank lassen! In der Sauna benötigt man keine Zeitangabe und wenn doch kann man immer noch einen Wecker oder Eieruhr vor die Tür stellen.

Schmuck in der Sauna tragen?

Kann ich Schmuck in der Sauna tragen? Schmuck! Viele Menschen lieben ihren Schmuck und tragen ihn Tag und Nacht! Das Freundschaftsarmband der besten Freundin, die Kette des Liebhabers oder der Ehering des Mannes! Alles fällt hier unter den Oberbegriff Schmuck :).

Doch kann ich Schmuck in der Sauna tragen? Ist es eine ungeschriebene Regel ohne Schmuck in die Sauna zu gehen? Und ist es überhaupt für meine Haut von Vorteil den Schmuck mitzunehmen?

Darf ich Schmuck in der Sauna tragen?

In Deutschland sind Saunen in der Regel textilfrei! Schmuck kann getragen werden, ist aber auch eine individuelle Entscheidung. Die dicke Goldkette oder die 30.000 € Rolex am Handgelenk kann als prollig abgestempelt werden. Wobei ein Ehering am Finger kaum auffällig ist.

Es kommt hier immer auf die Saunamitmenschen an und ob ihr euch daran stört aufzufallen :). Ist es nicht explizit in den Hausregeln vermerkt, könnt ihr rein rechtlich ohne Probleme euren Schmuck in der Sauna tragen!

Schmuck und Hautkontakt während dem Schwitzen

Liegt der Schmuck, wie ein Ehering ständig auf der Haut so steht der Ring und die Haut unter ständigen Temperaturausgleich. Das bedeutet, dass dieser Schmuck nicht so sehr warm wird. Handelt es sich aber z.B. um eine Kette die keinen Kontakt zum Körper hat kann es ganz schön heiß werden!

Ein Praxisbeispiel wäre z. B. wenn sich der Träger des Schmuckes über längere Zeit nach vorne beugt. Um seinen Hals ist die Kette unter Hautkontakt. An seinem Oberkörper allerdings nicht. Lehnt er sich nun zurück oder steht auf, kann er sich verbrennen ;).

Schmuck in der Sauna Fazit

Saunieren bedeutet nackt sein ohne Statussymbol! Daher würden wir Saunagängern eher dazu raten, auf Schmuck zu verzichten. Dezenter Schmuck wie der Ehering oder Ohrringe können klar mit in die Sauna kommen! Natürlich sind Verbrennungen in bestimmten Situationen wie oben beschrieben nicht auszuschließen. Entscheidet hier einfach nach guten gewissen und nicht zu lange nachdenken! Sauna ist unkompliziert!

Sauna dekorieren

Wer einmal eine Heimsauna hat, der möchte sie nicht mehr hergeben! Nicht jeder mag das saunieren mit unbekannten Nackedeis! Der persönliche Wellnesstempel ist heilig! Also fangen viele Schwitzfans mit dem Sauna dekorieren zu Hause an! Hier und heute gibt es die besten Dekotipps für eure Heimsauna!

Sauna dekorieren die besten Tipps!

Alles was wir in unseren letzten Jahren Saunaleidenschaft gesammelt haben möchten wir euch heute mitteilen. Passend mit dem richtigen Saunazubehör eingerichtet verwandelt man jede Heimsauna in den persönlichen Wellnesstempel!

Was benötigt ihr für eure Heimsauna

- Saunaeimer
- Aufgusskelle
- Sauna Sanduhr
- Klimastation
- Bürste
- Mentholkristalle
- Ätherische Öle
- Sauna Lautsprecher
- Beleuchtung
- Kreative Abkühlung
- Fußwanne
- Bequeme Liege zum relaxen

Als Basics für jede Sauna zählt wohl der Saunaeimer, die passende Aufgusskelle und die Sauna Sanduhr.

Wer Abwechslung bei seiner Aufguss Runde haben möchte der verwendet Mentholkristalle oder ätherische Öle. Mentholkristalle sind ideal um wieder frei durchzuatmen.

Ätherische Öle können je nach Lust und Laune zur Entspannung gemixt werden.

Mit einer Saunabürste kann man sich selbst oder seinen Partner massieren. Die Massage mit einer Saunabürste wirkt belebend und fördert die Durchblutung.

Wer ständig über Luftfeuchte und Temperatur informiert sein möchte der kommt an einer Klimastation nicht vorbei!

Wer nicht nur visuelle, sondern auch auditive Reize beim saunieren erfahren möchte für den ist ein Sauna Lautsprecher ideal. Doch Lautsprecher ist nicht gleich Lautsprecher. Es gibt spezielle Sauna Lautsprecher die sich aber auch hier in Qualität und Preis unterscheiden. Wir empfehlen hier einen höherpreisigen Lautsprecher, für die beste Klangqualität. Auch ist es empfehlenswert einen Elektriker mit einzuschalten.

Das Maximum an Entspannung gibt es mit angenehmer Beleuchtung! Indirektes Licht oder ein Sternenhimmel wirken hier tiefen entspannend auf die Seele. Auch könnte man das Licht in verschiedenen Farben für verschiedene Stimmungen ändern.
Rot ist die Farbe des Feuers und des Blutes! Sie wird verwendet wenn man müde und geschwächt ist. Ideal nach einem harten Arbeitstag!

Blau wirkt auf den menschlichen Organismus beruhigend und entspannend! Verwende diese Farbe, um deine Kräfte wieder aufzuladen!

Grün wird als Farbe der Mitte bezeichnet. Weder aufputschend noch entspannend ist diese Farbe die Mitte! Verwende grün, um wieder harmonischer mit deiner Umwelt zu werden!

Gelb wird mit unserer Sonne und dem Licht assoziiert. Gelb fördert deine Kreativität und ist daher ideal, wenn du im Anschluss noch etwas Arbeiten, malen oder planen möchtest!

Richtig Saunieren zu Hause

Richtig Saunieren zu Hause ist einfacher als du denkst! Wer seinen eigenen Wellnesspalast einmal richtig mit dem entsprechenden Equipment eingerichtet hat weiß diesen zu schätzen. Tägliches Saunieren wird dann quasi in den Alltag mit eingepflegt.

Warum Saunieren zu Hause viele Vorteile hat!

Die nächste Sauna ist 20 km weit weg. Alle wichtigen Saunagegenstände wie Bademantel, Schlappen, Handtuch und Shampoo eingepackt. Zum Auto und losfahren. Angekommen hatten wohl mehr die gleiche Idee und man steht nochmal 15 Minuten an der Kasse. Ausziehen, Anziehen und dann hat man auch noch um eine Minute den Saunaaufguss verpasst!

Früher oder später denkt wohl jeder regelmäßige Saunabesucher über das saunieren zu Hause nach! Wer sich die erste Sauna zu Hause anschafft, wagt einen großen Schritt! Gute Heimsaunas bekommt man erst im 4 stelligen Euro Bereich, aber der finanzielle Aufwand ist es wert! Der zeitliche Vorteil ist enorm zu einer Saunatherme. Auch besteht nicht das große Risiko, nach der Sauna zum Auto, einen Zug zu bekommen. Wer sich nicht 100 % abtrocknet und nicht nach schwitzt, kann sich schnell eine Erkältung einfangen. Für manche ist es auch schlicht unangenehm sich vor fremden nackt zu zeigen!

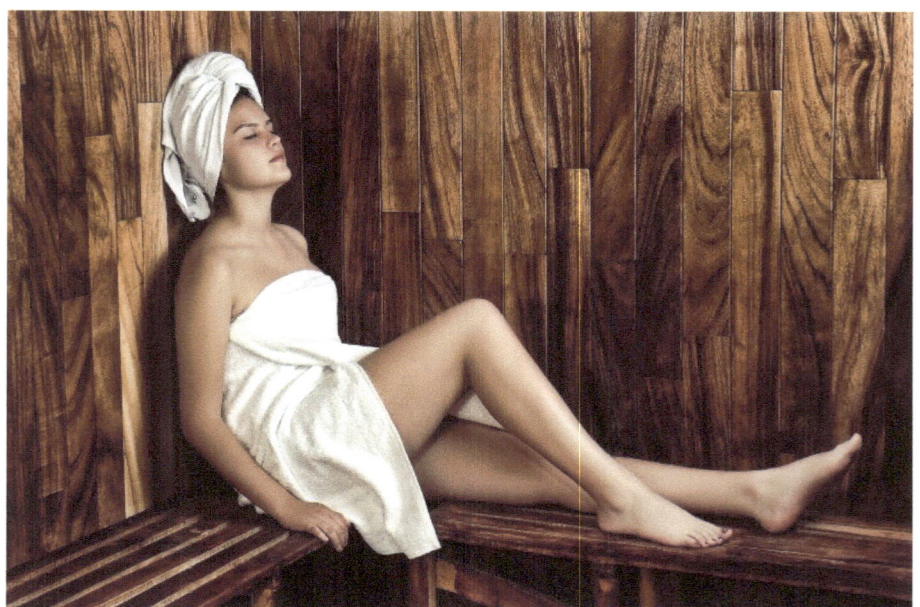

Wie sauniere ich richtig zu Hause?

Im Grunde läuft ein Saunagang genau gleich ab wie ein Saunagang in der Therme! Nur das der Aufgießer fehlt und ihr diesen Job selbst machen müsst :D. Was natürlich nicht heißt, dass es weniger entspannend wird! Wer sich mit Themen wie dem richtigen Saunaaufguss beschäftigt, kann seine Fähigkeiten hier perfektionieren.

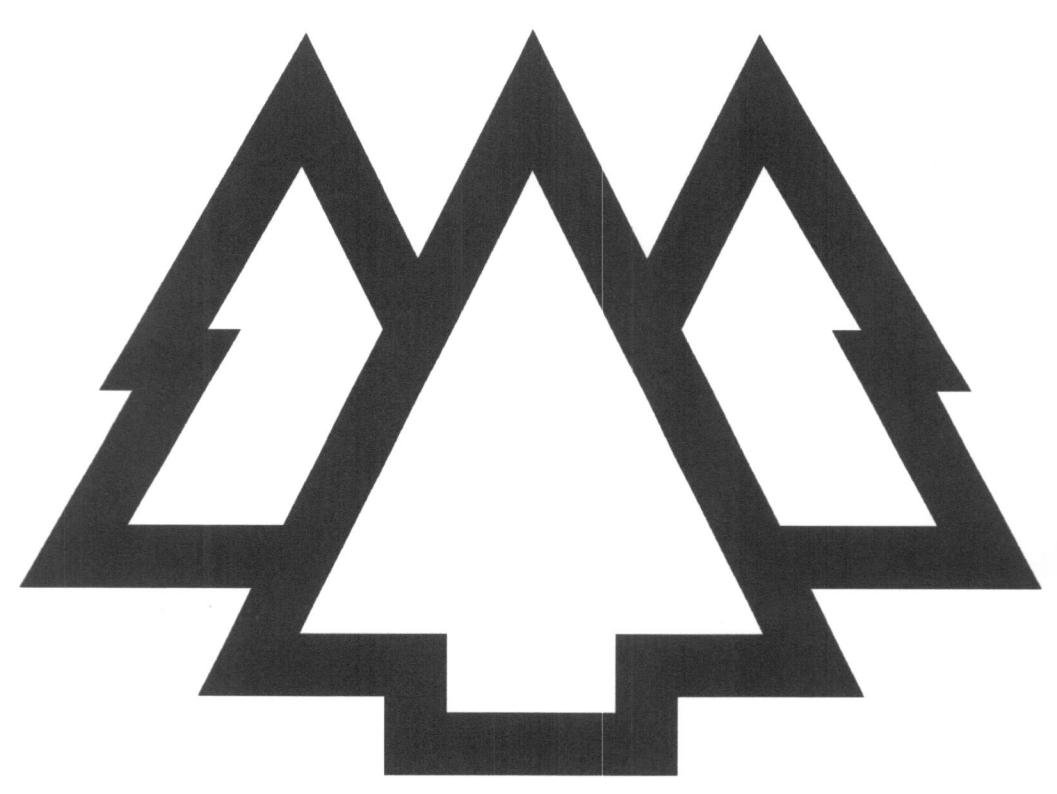

Kapitel 5 - BONUSMATERIAL

Das letzte Kapitel widmen wir den Internationalen Saunasitten für alle Urlauber
die nicht auf eine gute Sauna verzichten wollen!

Vorweg – europäische Sauna Bekleidungsregeln

Wir gehen in diesem Kapitel zunächst auf die Deutsche Saunakultur ein! Andere Länder andere Sitten! In Österreich, Schweiz, Belgien, Luxemburg, Holland, Slowenien und anderen osteuropäischen Staaten ist textilfreies Saunieren weitgehend normal! In Südeuropa werdet ihr nackt viele hitzige Diskussionen bekommen.

Gerade im Südtiroler Raum überschneiden sich zudem die Saunakulturen! Franzosen, Italiener und Spanier gehen für gewöhnlich nur mit Badehose und Bikini in die Sauna. Zudem wird hier meist noch getrennt nach Geschlecht sauniert!

Noch heftiger ist es in Großbritannien oder sogar den USA. Hier kann es sein das sogar die Polizei wegen öffentlichen Erregung gerufen wird! Informiert euch vor eurem Urlaub daher unbedingt über Sauna Sitten und Gebräuchen! Kommen wir nun aber zu den deutschen Sauna Bekleidungsregeln!

Die deutschen Sauna Bekleidungsregeln!

In Deutschland gelten folgende Sauna Bekleidungsregeln: Weniger ist mehr oder besser gesagt gar nichts ist mehr! Denn in die Sauna geht man (und Frau) nackt. In einer öffentlichen Sauna gibt es nach dem Eingang, Umkleidekabinen und Abschließfächer. Dort zieht ihr euch aus und bekleidet euren nackten Körper lediglich mit einem Bademantel.

Den Bademantel beim Verlassen der Umkleide bitte nicht offen lassen das wirkt verstörend ;). Das passende Schuhwerk in der Sauna, sind immer noch die klassischen Badelatschen oder Flip-Flops. Euren Rucksack bestückt ihr nach dem Umziehen mit drei Handtüchern, Duschgel, Shampoo etc. Schon kann das Saunaabenteuer beginnen!

Wählt dabei ein groß flächiges Handtuch, mit dem ihr euch auch in die Sauna legen könnt. Ein weiteres Handtuch für euren Kopf zum anschließenden Turban binden (Optional). Ein drittes Handtuch um euch nach dem Abduschen wieder abzutrocknen. Den Rucksack könnt ihr, in den meisten Saunalandschaften, vor den Saunahäußern in Fächer legen.

Befindet ihr euch nun vor einem Saunahaus, so sind dort Haken an der Wand angebracht. An diesen Haken hängt ihr euren Bademantel auf und stellt eure Badelatschen ab. Brillenträger können auch bei einer, meistens vorhandenen Ablage, ihre Brille ablegen.

Saunaprofis setzen gerne einen Hut in verschiedenen Varianten auf, um die Kopfhaut vor Hitze zu sichern! Das ist allerdings für die ersten Saunagänge nicht notwendig und ein lediglich optionales Kleidungsstück. In die Sauna geht es jetzt komplett nackt! Textilien wie Badehose oder Bikini sind in Deutschland verpönt. Zusätzlich staut das Neopren die Hitze und wirkt mit der Zeit unangenehm!
Folgende Dinge sind nach der Sauna Bekleidungsregel mitzunehmen:
- Bademantel
- Saunahut (Optional)
- Badelatschen oder Flip-Flops
- Eine Sporttasche oder Rucksack
- Mindestens zwei Handtücher (Drittes Optional)
- Duschgel, Shampoo, etc.

Hinweis: Öffentliche Saunen haben oft einen Ruhebereich und ein Restaurant. Hier bitte nicht ohne Bedeckung durch hüpfen ;). In diesen Bereichen ist Textilpflicht also Bademantel an!
Textil in deutschen Saunalandschaften werdet ihr nicht viel antreffen. Jeder Mensch in der Sauna ist nackt! Daher ist es auch überhaupt kein Problem wenn

ihr das auch seid. Schämen solltet ihr euch auf keinen Fall. Also worauf wartet ihr noch? Kleidung runter und rein ins Schwitzbad!

Saunieren in Italien

Wir haben uns bereits mit dem Thema Sauna Bekleidungsregeln in Deutschland befasst. Gehen wir nun nach Italien!

Bekleidung in italienischen Saunas

Was in deutschen Saunen völlig normal ist gilt in anderen Teilen der Welt als regelrecht pervers. Daher gibt es häufig gerade in Grenzgebieten wie dem Südtiroler Raum regen Diskussionsbedarf. Nicht selten entfachen an diesen Grenzgebieten regelrechte Sauna Kulturkämpfe. Während Deutsche einen textilfreien Saunaaufenthalt genießen, gehen Italiener strikt bekleidet in die Sauna!

Dort sind Badehose für den Mann und Bikini für die Frau normal. Am besten ihr fragt in solchen Gebieten lieber nochmals am Empfang nach und packt vorsichtshalber seine Badehose mit ein!
Italien ist in der Sauna eher prüde! Heißblütige Italiener sind zwar relativ offen, aber in der Sauna unterwirft man sich dann doch dem Textilzwang. Das Saunieren in Italien erfolgt in der Regel auch Geschlechtergetrennt. Die ganzen Regeln bedeuten aber nicht, dass es sonderlich steril in Italienischen Saunen zugehen muss. Es wird herzlich gelacht und über Gott und die Welt diskutiert. Besonders angesagte Themen in italienischen Saunen sind Fussball!

Unterschiede aber selbst in Italien!

Hättest du es gewusst? In Italien selbst wird in zwei verschiedenen Arten sauniert. Auch hier verläuft eine unsichtbare Grenze zwischen Süd und Norditalien. Der Süden Italiens bevorzugen eher das lauwarme saunieren mit viel Wellness inklusive. Dies ist wohl noch auf die alten Römer mit ihrem Dampfbad zurückzuführen.

Der Norden liebt es, wie wir deutschen, heiß! Das saunieren erfolgt dort sehr klassisch ohne viel drumherum! In beiden Saunavarianten herscht allerdings Textilpflicht!

Steht ein Italien Urlaub bevor?

Nehmt euch immer passende Badebekleidung mit in die italienische Sauna. Es kann sogar vorkommen, dass ihr wegen eurer Textilfreiheit der Saunaanlage verwiesen werdet. Sprecht vorher mit dem Personal ob Textilfreiheit erlaubt ist. Haltet euch auf jedenfall an die dortigen Gepflogenheiten und akzeptiert diese! Als Motivation für den nächsten Italien Urlaub gibt es noch ein wunderschönes Bild vom Pragser Wildsee aus Südtirol!

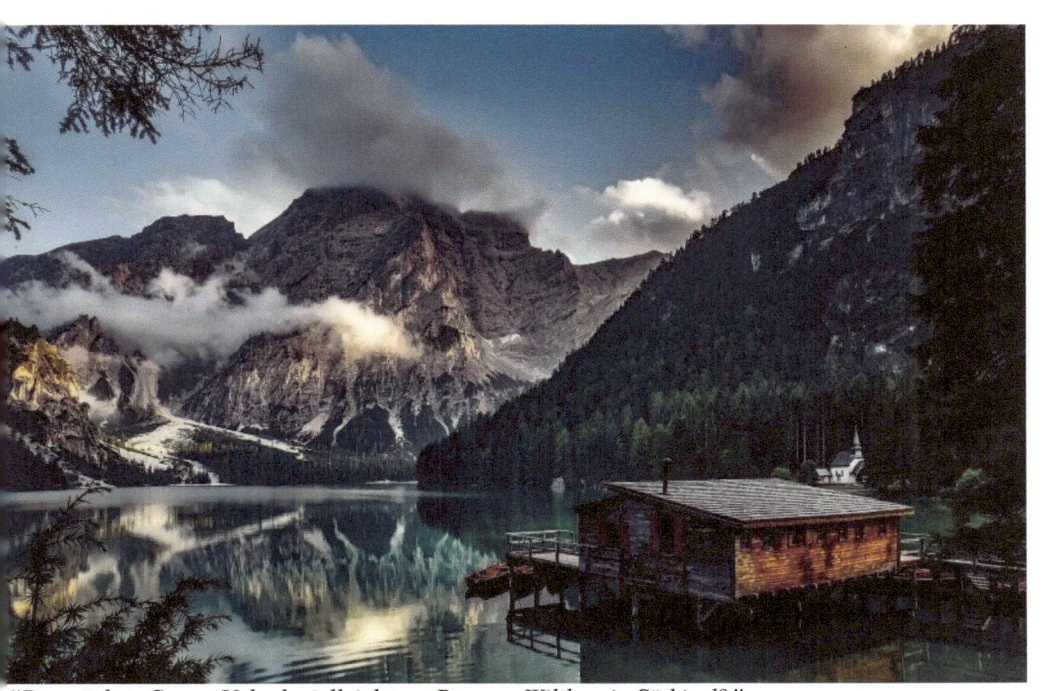

"Der nächste Sauna Urlaub vielleicht am Pragser Wildsee in Südtirol?"

Saunieren in Polen

Polen Saunaregeln sind im Gegensatz zu deutschen Saunaregeln etwas anders! Wer also den nächsten Polen Urlaub bucht und in Warschau, Danzig oder Krakau nicht auf saunieren verzichten möchte der liest vorher diese kurzen *"Polen Saunaregeln"*.

Polen Saunaregeln zur Bekleidung

In Polen ist es üblich mit Badehose oder Bikini in die Sauna zu gehen. Polen ist ein stark katholisch geprägtes Land. Dies ist der Grund das Nacktheit in Polen etwas sehr Privates ist. Textilfreiheit gibt es selten. Auch oben ohne für Frauen am Strand ist in Polen absolut tabu. Es ist zwar nicht gesetzlich verboten, gehört aber zur Etikette des Landes.

Manche Betreiber erlauben aber das Nacktsaunieren. Dies wird dann auch in der Regel ausdrücklich gekennzeichnet. Anders sieht es in privaten Saunas aus. Hier werden Polen Saunaregeln etwas lockerer gehalten. Seid ihr also bei Bekannten oder Freunden privat so könnte es sein, das hier nackt sauniert werden darf!

Polen Saunaregeln Fazit

Das Land hat wunderschöne Saunalandschaften! Hält man sich an die örtlichen Saunaregeln, so ist alles gut! Man sollte die Regeln des Landes auf jeden fall akzeptieren und respektieren. Auch wenn diese nicht gesetzlich verboten sind! Im Zweifelsfall einfach den Betreiber nach den Saunaregeln fragen!

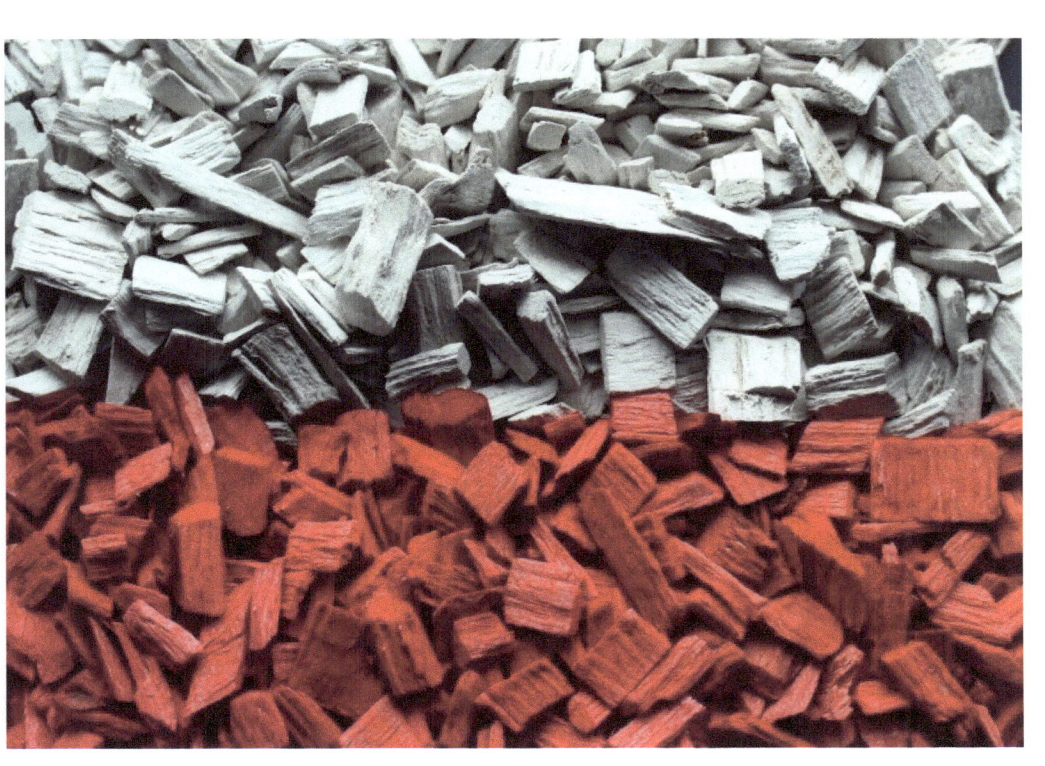

Saunieren in Frankreich

Jetzt widmen wir uns dem Land von Liebe, Rotwein und Baguette. Saunieren in Frankreich sagt vielleicht zunächst nicht vielen etwas. Eine große Tradition oder Historie hat Frankreich auch noch gar nicht vorzuweisen. Die Sauna ist in Frankreich noch recht jung. Aber in Frankreich gibt es immer mehr Saunalandschaften! Kommen wir als erstes zu den Sauna Frankreich Regeln!

Wie immer gibt es natürlich jede Menge Regeln für einzelne Saunaländer. Das wohl hitzigste Thema von allen war die Bekleidung. Kümmern wir uns gleich als erstes darum!

Bekleidung in Französischen Saunen Pflicht!

Unser Nachbar sauniert gerne mit Badeanzug! Wie Italien und generell vielen südlichen Ländern ist es tabu nackt in die Sauna zu gehen. Sauna in Frankreich bedeutet also immer seine Badesachen dabei zu haben. Das hat wohl religiöse Gründe, den auch Frankreich ist sehr katholisch (erzkatholisch) geprägt.

Keine Trennung von Geschlechtern in französischen Saunen!

Doch während z. B. in Italien getrennt sauniert werden muss, gibt es keine Geschlechtertrennung in französischen Saunen! Männlein und Weiblein können im gleichen Aufgussraum schwitzen. Der Aufgussraum ist selbst in öffentlichen Saunen eher klein gehalten.

Saunieren in Frankreich ist eher kalt!

Franzosen kamen früher zunächst nur mit Dampfbädern in Kontakt. Auch heute noch gehen Franzosen gerne in solche Dampfbäder. Entscheidet sich ein Franzose für die Sauna, schwitzt er in der Regel bei max. 60 Grad.

Frankreichs Saunen und die Düfte!

In französischen Saunen wird viel mit Duft gearbeitet. Was z. B. bei den finnischen Saunen komplett tabu ist. Orientalische Düfte werden in der französischen Sauna gerne verwendet. Umso exotischer, umso beliebter bei den Franzosen.

Sauna Frankreich Fazit

Im Alltag lieben es die Franzosen gerne freizügig! Mit einem weit ausgeschnittenen Dekolleté und viel Beinfreiheit. In der Sauna mag man es aber eher bedeckt. Für den nächsten Sauna Urlaub in Frankreich daher immer die

Badehose und den Bikini einpacken. Für deutsche Hardcore Saunierer wird es wohl eher ein laues Lüftchen sein was da aufgegossen wird.

Hier bleibt man dann lieber etwas länger in der Sauna wenn die Temperaturen nicht so hoch werden. Für Menschen, die gerne etwas neues ausprobieren wollen ist ein Saunagang in Frankreich definitiv zu empfehlen!

Finnische Sauna

Last but not Least die Mutter aller Saunen! Bei der finnischen Sauna liegt das Markenzeichen in der Art des Holzes. Es wird ausschließlich nordische Fichte auch bekannt unter dem Namen Polarfichte verwendet.

Diese wächst sehr langsam in nordischen Ländern heran. Eine finnische Sauna ist so gut wie vollständig mit Holz verkleidet. Doch was bietet Holz für Vorteile und wieso ist die finnische Sauna der Klassiker unter den Sauna begeisterten? Die signifikantesten Vorteile haben wir euch kurz und knapp zusammengefasst!

Finnische Sauna Vorteile Dank Holzverkleidung

Das Holz sorgt für einen angenehmen und warmen Flair. Zudem speichert es die Wärme und gibt sie reguliert bzw. in Zeitintervallen wieder ab. Das Gehölz nimmt Luftfeuchtigkeit auf, weshalb auch die Luftfeuchtigkeitsgehalt bei 9–14 % liegt. Auch nach langen Jahren des Gebrauches sorgt das Holz, für eine angenehme Duftnote die verständlicherweise nach Holz riecht. Nichtsdestotrotz entwickelt sich die Sauna und die Inbetriebnahme der Sauna immer weiter! Es gibt immer mehr Innovationen im Sauna Bereich. Allerdings ist und bleibt die finnische Sauna der Klassiker und die beliebteste Saunaart. Ausschlaggebender Punkt bleibt die Verwendung der nordischen Fichte.

Woher kommt die finnische Sauna?

Die finnische Sauna fand ihren Weg, aus Asien, nach Europa. Noch in der Steinzeit haben die Vorfahren der Finnen ihre ersten Dampfbäder im asiatischen Raum betrieben. Sie brachten diesen durch Völkerwanderungen in die skandinavischen Länder wie Finnland und Russland. In den finnischen Aufguss kommen lediglich ein paar edle Tropfen Birkenwasser oder Teer. Dieser Zusatz sorgt dafür, dass man Temperaturen von 80 Grad und bis zu maximal 110 Grad Celsius erreicht.

In Deutschland ist es jedoch ein wenig anders. Hierzulande werden ätherische Öle in finnischen Saunen verwendet. Diese sind gut riechende, destillierte Essenzen die aus Pflanzen wie Kräutern, Blüten, Holzarten und Hölzern gewonnen werden. Was sehr interessant ist, ist der Fakt, dass rund 2 Millionen Finnen eine eigene Sauna besitzen. Vergleicht man das mit der Einwohnerzahl von 5,5 Millionen, bedeutet das, dass nahezu jeder Haushalt in Finnland eine Sauna hat. Aber auch kein Wunder, denn im Schnitt besuchen die Finnen 2–3 mal in der Woche, die Sauna.

Finnische Saunieren auf einen Blick:

- Saunagang 3 mal wiederholen
- Man sauniert natürlich Nackt
- Geschlechtertrennung beim Saunieren
- KEINE ätherischen Öle verwenden
- Beim Betreten der Sauna eine Kelle aufgießen
- Sich ruhig verhalten, wie in jeder anderen Sauna
- Mit Birken-Quast peitschen, um Durchblutung anzuregen (tut nicht weh)
- Nicht wundern, wenn ein Würstchen brutzelt

Die Saunawurst in der finnischen Sauna

Finnische Sauna und „grillen" passt gut zusammen! Die finnische Saunawurst gehört in Finnland genau so zum saunieren dazu, wie in Deutschland die Tracht zum Oktoberfest. Die Finnen nehmen die Wurst während des Saunaganges einfach mit.

Durch die heißen Temperaturen in der finnischen Sauna ist die Wurst auf dem Saunaofen in nur 30 Minuten verzehr bereit. Bei bedarf können Fleischfans auch die Wurst mehrmals wenden. Außerdem sorgt Saunalenkki für den Duft in der Sauna, das heißt das auf den Aufguss vollkommen verzichtet wird. Wenn sie das auch ausprobieren wollen dann haben wir hier das Rezept für sie zusammengestellt.

Finnische Sauna Rezept Saunalenkki:

Die Zutaten, die du für das Saunalenkki benötigst lauten:

- Eine Ringwurst
- Käse, hierfür ist Emmentaler Käse besonders gut geeignet
- Tomaten und Ketchup
- Senf

Mit diesen einfachen Schritten machst du dein Würstchen Sauna bereit:

- Die Haut der Wurst abziehen
- In gleichmäßigen Abständen einritzen
- In die eingeritzten Stellen geriebenen Käse sowie ein paar Scheiben von Tomaten hineinlegen
- Senf und Ketchup auf der Wurst verteilen
- Für 30 Minuten auf den Saunaofen/Saunasteine

Wem dies zu Extrem ist, der kann das auch gerne seine Saunalenkki bei 250 Grad im Ofen, ca. 15 Minuten garen lassen. Wir empfehlen zu eurer Saunawurst einen Salat und frisches Brot sowie ein kühles Bier.

Finnische Sauna Düfte

Wie in unserem anderen Beitrag schon erwähnt, benutzt man in der klassischen finnische Sauna ausschließlich <u>Birkenwasser und Teerwasser</u> zum aufgießen. In Deutschland hingegen werden finnische Aufgüsse auch bekannt als Mellis-Aufgussdüfte verwendet. Diese setzen sich aus natürlichen, naturidentischen, künstlichen Aromastoffen und ätherischen Ölen zusammen. Wichtig zu wissen ist hierbei, dass diese Stoffe sehr hitzeresistent sind und somit kein Feuer fangen, liegt daran dass die Aufgüsse keine Ethanol enthalten.

Aufgüsse haben einen hohen Konzentrationsgehalt, deshalb reichen schon 2-4 ml auf 3,5 l – 4 l Wasser komplett aus. Aufgüsse sind in allen Abfüllmengen erhältlich von 5 ml Fläschchen bis hin zu 10 l Gebinden. Wir haben dir kurz eine Liste mit finnischen Aufgüssen zusammengestellt die in Deutschland erhältlich sind.

Finnische Sauna Aufguss Düfte und deren Wirkung:

- Teeraufguss – > gut für Wundenheilung unter anderem Psoriasis, Neurodermitis
- Birkenaufguss- > gut für Wundheilung und Befreiung der Atemwege
- Bierkenteer – > laut finnischer Saga weckt dieser Aufguss die Lebensgeister
- Sandelholz – > regt den Stoffwechsel und wirkt Lust fördernd
- Kiefer – > hilft bei Muskelschmerzen und Erkrankungen
- Hong Kräuter/Thymian – > wirkt entspannend und anregend
- Honigminze – > beugt Kopfschmerzen vor
- Minze – > hilft bei Kopfschmerzen und wirkt erfrischend
- Eucalyptus – > Befreiung der Atemwege und regt den Stoffwechsel an
- Organe – > sorgt für Stimmungshoch und erhöht die Konzentration
- Wildrose – > für die romantische Zeit zu zweit
- Apfel – > wirkt belebt und fokussierend

Wir hoffen, dass du nun alles über die finnische Sauna erfahren konntest! Mit der finnischen Sauna möchten wir unser E-Book schließen. Vielen Dank für das Lesen des Buches "Die Große Sauna Fibel". Wir hoffen dir auch mit unseren Sauna Produkten viel Freude zu bereiten! Auf den nächsten Seiten findest du eine Möglichkeit uns mit geringem Zeitlichen Aufwand zu unterstützen.

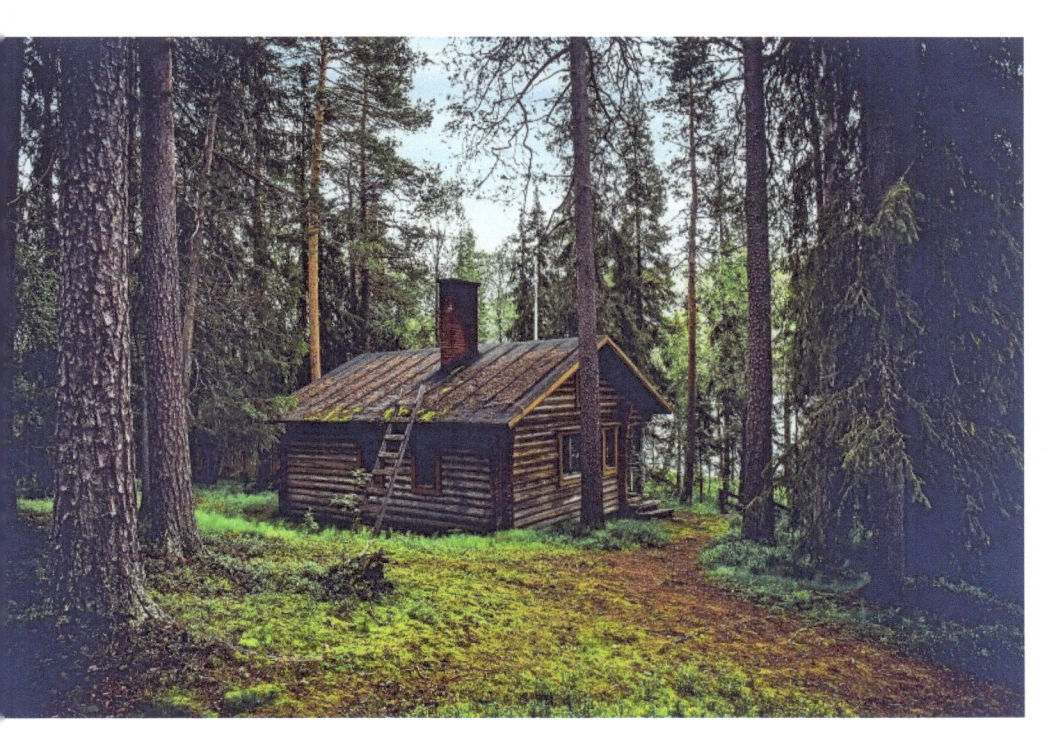

Unsere Mission

Nordholz ist die Nummer 1 wenn es um dein hochwertiges Sauna Zubehör geht! Qualität und Leidenschaft zur Sauna führte uns zu der Idee eine eigene Marke zu gründen. Dabei distanzieren wir uns seit Tag 1 deutlich von den Strukturen der Großkonzerne, dass heißt kein steriler Kundenkontakt und schon gar keine billige Massenware!

"Genau hier setzen Produkte von Nordholz neue Maßstäbe!"

Die Hingabe und Leidenschaft die wir jeden Tag in unsere Aufgabe stecken spiegelt sich in all unseren Produkten wieder. Werde jetzt Teil der Bewegung und mache deinen nächsten Saunaabend mit Nordholz zu etwas ganz besonderem.

Weitere Tipps & Tricks sowie Saunaprodukte findest du auf <u>Nordholz Webseite</u> und unserem <u>Amazon Shop</u>!

Impressum

Auflage: 1. Auflage
Autor: Victor Flemming
Anschrift: Hahnweg 152 e 96450 Coburg
www.nordholz-saunazubehoer.de
info@nordholz-saunazubehoer.de
Verlag/Selbstverlag/Printverlag: Selbstverlag
© / Copyright: FOXY&FURRY UG (Haftungsbeschränkt) 2018

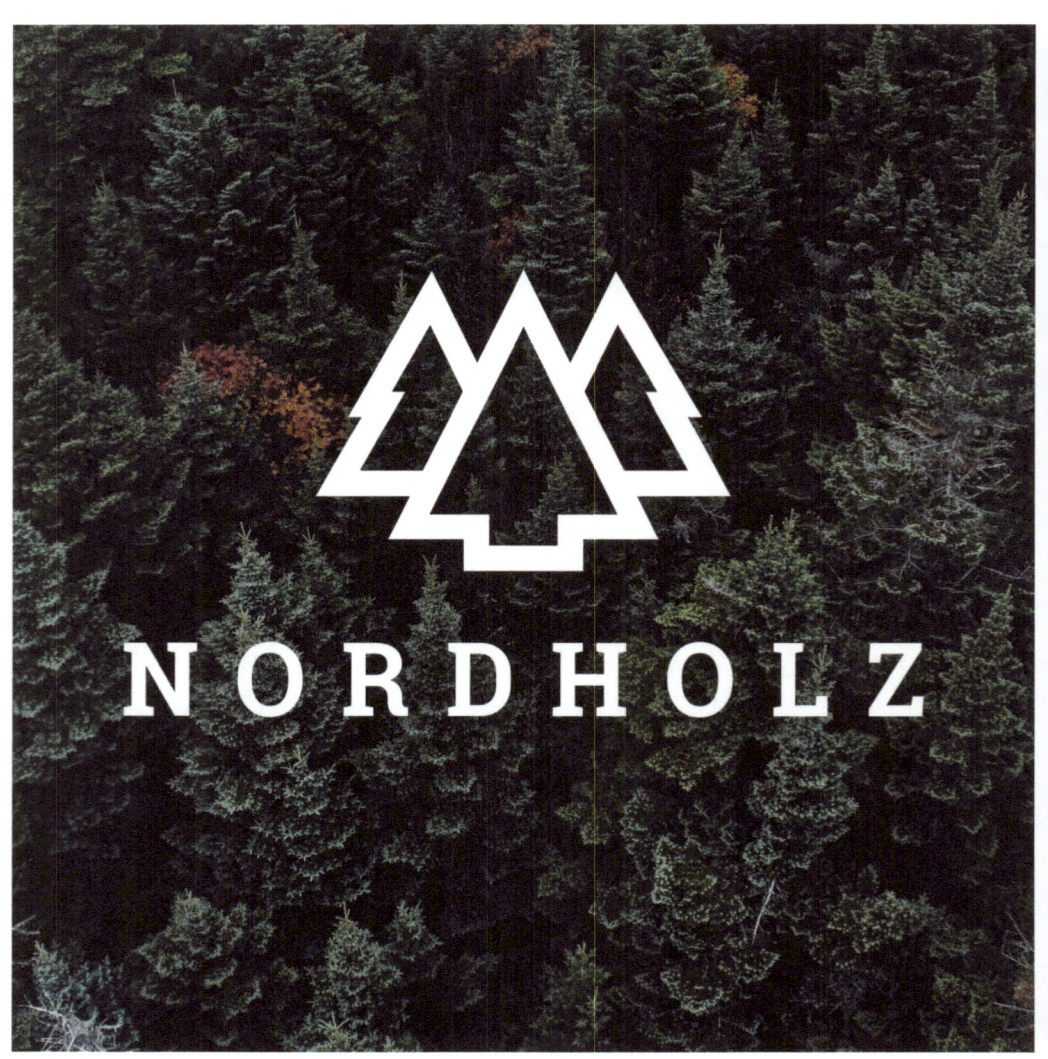

www.nordholz-saunazubehoer.de